临床药师规范化培训
师资培训教学工作指南

主　编　赵　杰　张　玉
副主编　文爱东　刘皋林　张　健　陈　孝
编　者（以姓氏笔画为序）

王婧雯（空军军医大学第一附属医院）

王静林（华中科技大学同济医学院附属协和医院）

文爱东（空军军医大学第一附属医院）

田怀平（上海交通大学医学院附属新华医院）

史　琛（华中科技大学同济医学院附属协和医院）

乔　逸（空军军医大学第一附属医院）

刘心霞（四川省医学科学院·四川省人民医院）

刘皋林（上海交通大学医学院附属第一人民医院）

关　月（空军军医大学第一附属医院）

李冬艳（华中科技大学同济医学院附属同济医院）

李朵璐（郑州大学第一附属医院）

李亦蕾（南方医科大学南方医院）

李焕德（中南大学湘雅二医院）

何秋毅（中山大学附属第一医院）

张　玉（华中科技大学同济医学院附属协和医院）

张　健（上海交通大学医学院附属新华医院）

张幸国（浙江大学医学院附属第一医院）

张牧寒（清华大学继续教育学院）

陈　孝（中山大学附属第一医院）

周　轶（华中科技大学同济医学院附属协和医院）

周　莹（华中科技大学同济医学院附属协和医院）

周玉冰（郑州大学第一附属医院）

周艳钢（中南大学湘雅二医院）

赵　杰（郑州大学第一附属医院）

赵青威（浙江大学医学院附属第一医院）

赵咏梅（郑州大学第一附属医院）

胡　琪（华中科技大学同济医学院附属协和医院）

顾圣莹（上海交通大学医学院附属第一人民医院）

高　岸（上海交通大学医学院附属第一人民医院）

郭建曼（山东大学齐鲁医院）

郭瑞臣（山东大学齐鲁医院）

黄怡菲（华中科技大学同济医学院附属协和医院）

龚卫静（华中科技大学同济医学院附属协和医院）

梁淑红（郑州大学第一附属医院）

鲁　琼（中南大学湘雅二医院）

曾　芳（华中科技大学同济医学院附属协和医院）

人民卫生出版社

·北京·

U0246063

图书在版编目（CIP）数据

临床药师规范化培训师资培训教学工作指南 / 赵杰，
张玉主编 . -- 北京：人民卫生出版社，2024. 7（2024. 9重印）.
ISBN 978-7-117-36541-3

Ⅰ. R452-62

中国国家版本馆 CIP 数据核字第 20240UF249 号

人卫智网	www.ipmph.com	医学教育、学术、考试、健康，购书智慧智能综合服务平台
人卫官网	www.pmph.com	人卫官方资讯发布平台

临床药师规范化培训师资培训教学工作指南
Linchuang Yaoshi Guifanhua Peixun Shizi Peixun
Jiaoxue Gongzuo Zhinan

主　　编：赵　杰　张　玉
出版发行：人民卫生出版社（中继线 010-59780011）
地　　址：北京市朝阳区潘家园南里 19 号
邮　　编：100021
E - mail：pmph @ pmph.com
购书热线：010-59787592　010-59787584　010-65264830
印　　刷：北京铭成印刷有限公司
经　　销：新华书店
开　　本：710×1000　1/16　印张：13
字　　数：240 千字
版　　次：2024 年 7 月第 1 版
印　　次：2024 年 9 月第 2 次印刷
标准书号：ISBN 978-7-117-36541-3
定　　价：59.00 元

打击盗版举报电话：010-59787491　E-mail：WQ @ pmph.com
质量问题联系电话：010-59787234　E-mail：zhiliang @ pmph.com
数字融合服务电话：4001118166　E-mail：zengzhi @ pmph.com

近年来,临床药师培训体系构建已趋于完善,培训中心、培训学员数量快速增加,对提高医院药学服务水平和提升药师队伍素质起到了积极作用。为进一步实现临床药师培训标准化、规范化、同质化,提升人才培养质量,培养出高素质临床型药学专业人才,针对临床药师师资人员的系统化培训至关重要。为了使师资人员能够掌握临床药师培训中科学、高效的教学理论、方法和技巧,本书应运而生。

本书是我国首部针对临床药师师资人员编写的培训教材。本书系统地介绍并引入传统及新兴的教学方法,如以问题为导向的教学(problem-based learning,PBL)、角色互换的"AB角互换"教学法,以及形成性评价方法,包括迷你临床演练评估(mini-CEX)和操作技能直接观察法(DOPS)等。其中,mini-CEX及DOPS已广泛应用于我国临床医生规范化培训,但对于临床药师培训仍属于新兴事物,本书在系统介绍传统经典的教学方法的同时,也将推广上述新兴的教学理念与方法。

本书主要围绕临床药师师资人员需具备的基本素养和需掌握的专业知识技能展开阐述,重点突出教学方法技巧的传授与实践。临床药师师资人员需具备的基本素养包括职业精神、人文素养、药学专业知识及教学技能等。带教师资的专业知识技能作为本书的核心内容,以理论知识和实践技能展开。理论知识包括药物经济学、抗感染治疗、药源性疾病、个体化用药和药学信息服务,而实践技能则从带教沟通技巧、药学查房、文献阅读汇报、病例讨论、病例分析书写、药历书写、用药教育等七方面展开,通过案例教学的形式将医药学知识与临床实践能力教学有机地结合起来,展现知识和技能的传授方法,使师资人员能更快地掌握科学有效的教学技能。

本书由中华医学会临床药学分会组织国内多名长期从事临床药师培训教学工作的管理专家、经验丰富的临床药学师资人员共同撰写,致力于编写一部既通俗易懂,又不乏专业性、规范性、先进性与实用性的,适用于各师资培训中心师资人员的参考用书。希望本书能够对广大临床药师师资人员有所帮助,提升师资带教水平。同时,随着医药学和教育学的快速发展,本书难免存在一些不足或逐渐不适用之处,恳请读者提出宝贵意见,帮助本书不断完善。

编者

2024 年 6 月

目 录

绪论 ·· 1

　一、我国临床药师培训发展概况·· 1

　二、中华医学会临床药学分会临床药师学员培训概况··················· 2

　三、中华医学会临床药学分会临床药师师资培训概况··················· 3

第一章　临床药师师资人员基本素养 ····································· 8

　第一节　师资人员职业精神与人文素养·· 8

　　一、职业道德修养与药学伦理·· 8

　　二、医学人文精神·· 10

　　三、教育心理学··· 13

　第二节　药学知识与能力要求·· 16

　　一、临床药师师资人员专业技能要求·· 16

　　二、临床药师师资人员教学能力要求·· 26

第二章　培训大纲 ··· 33

　　一、培训目标·· 33

　　二、培训对象·· 34

　　三、培训时间·· 34

　　四、培训方式·· 34

第三章　培训计划 ··· 36

　第一节　带教理论知识培训要求与计划·· 36

　第二节　带教实践技能培训要求与计划·· 37

第四章　培训内容 ··· 39

　第一节　教学技能培训··· 39

　　一、建构主义学习理论与学员风格量表评估································· 39

　二、培训过程常用技能方法 ……………………………………… 46

　三、教学效果评估常用技能方法 ………………………………… 55

第二节　理论知识培训 …………………………………………… 61

　一、药物经济学 …………………………………………………… 61

　二、抗感染治疗 …………………………………………………… 71

　三、药源性疾病 …………………………………………………… 78

　四、个体化用药 …………………………………………………… 91

　五、药学信息服务 ……………………………………………… 105

第三节　带教实践技能培训 …………………………………… 115

　一、带教沟通技巧 ……………………………………………… 115

　二、药学查房 …………………………………………………… 123

　三、文献阅读汇报 ……………………………………………… 134

　四、病例讨论 …………………………………………………… 139

　五、病例分析书写 ……………………………………………… 145

　六、药历书写 …………………………………………………… 151

　七、用药教育 …………………………………………………… 158

第五章　考核评价体系 ………………………………………… 172

　一、考核目标 …………………………………………………… 172

　二、考核内容 …………………………………………………… 172

　三、结业考核流程 ……………………………………………… 172

　四、评分标准 …………………………………………………… 175

参考文献 …………………………………………………………… 198

绪　论

一、我国临床药师培训发展概况

临床药学（clinical pharmacy）是以患者为对象，研究安全、有效与经济使用药物的科学，通过研究药物及其剂型、剂量与病体相互作用和应用规律，旨在用客观科学的指标指导患者合理用药，是现代药学与临床医学相结合的产物。临床药学学科则是以患者为中心，合理用药为目标，临床药学研究为手段，解决临床用药问题为目的，促进临床药学实践、教育及科学研究协调发展的综合体系。临床药学学科作为临床药学实践、教育及科学研究协调发展的综合体系，其学科建设不仅是医院药学部门需要关注的问题，更需要融入临床治疗团队，支撑整个药物治疗体系。团队是学科建设的核心竞争力，人才是学科建设的首要原动力，而人才培养能力也是学科建设的重要内容之一。中华医学会临床药学分会通过开展临床药师规范化培训工作，期望能够从进一步规范师资带教以及丰富学员培训内涵方面助力临床药学学科的长远发展。

我国临床药学的培训工作在 20 世纪 70 年代就已经在部分医院和药学院开展。1980 年，四川医学院药学系（现四川大学华西药学院）率先在国内开办了"全国临床药学进修班"进行临床药学教育工作，随后北京、江苏、上海、湖北、湖南、山东等地也陆续开办临床药学培训班，为国内开展临床药学工作培养了一大批专业人才。1993 年，上海医科大学药学院（现复旦大学药学院）在卫生部的部署下建立临床药学培训中心，面向全国培养临床药学人才。1998 年，广东省药学会组织全省 30 名药师赴上海医科大学药学院进行了为期 3 个月的临床药学培训，在一定程度上为广东省临床药学的发展奠定了人才基础。2005 年 11 月，以《医疗机构药事管理暂行规定》为依据，卫生部办公厅颁布《卫生部办公厅关于开展临床药师培训试点工作的通知》中的《临床药师培训试点方案》，遴选出包括北京、上海、天津、浙江、山东、四川、湖南、广东各地共 19 家医院作为第一批"临床药师培训试点基地"，至此我国临床药师培训工作逐渐走向规模化发展。2017 年中华医学会临床药学分会开展临床药师培训，遴选首批 35 家临床药师师资培训中心、74 家临床药师学员培训中心及 43 家学员培训中心候选单位，截至 2024 年 5 月，共培养临床药师学员 2 000 余名，师资 1 000 余名。此外,自 2019 年,中国医院协会根据《国家卫生健康委科教司关于印发紧缺人才培训项目和县级医院骨干专科医师培训实施方案的通知》精神,在全国范围内开展紧缺人才临床药师规范化培训项目。以河南省为例,于 2019 年起连续五年承担的紧缺人才培训项目,培训对象覆盖了 17 个省辖市的基层医院。这一培训的开展扩大了临床药师培训的路径和范围,政府投入也不断加大。

临床药师规范化培训是培养医疗机构合格临床药师的重要途径,也是衔接院校理论教育与医院临床用药实践的关键桥梁。专业学位研究生教育是研究生教育体系的重要组成部分,是培养高层次应用型专门人才的主要途径。为推动药学(临床药学方向)专业学位研究生培养模式创新改革,培养专业能力突出、科研思维活跃的高层次药学应用型人才,中华医学会临床药学分会于 2023 年将药学(临床药学方向)专业学位研究生纳入临床药师规范化培训项目,并组织郑州大学 - 郑州大学第一附属医院、电子科技大学医学院 - 四川省人民医院、中山大学 - 中山大学附属第一医院、南方医科大学 - 南方医科大学南方医院、四川大学华西药学院 - 四川大学华西医院等单位开展试点工作,探索将临床药学专业学位研究生培养与临床药师规范化培训的有效结合。在实践学习阶段以临床药学职业实践为导向,对临床药学方向药学专业学位研究生进行为期一年的临床药师规范化培训,培养有良好职业道德,注重学科交叉,具有运用专业知识分析与解决实际问题的能力,经培训并考核合格者可获得临床药师培训证书,毕业后即可独立胜任临床药师工作。

我国临床药师培训工作是临床药师继续教育的重要组成部分,为实施临床药师制进行探索并提供人才基础。临床药师培训工作不仅使临床药学的工作得到广泛推广,而且使临床药师的影响逐渐扩大,临床药师的工作模式更加规范。

二、中华医学会临床药学分会临床药师学员培训概况

2016 年 7 月,在国家卫生和计划生育委员会的批复下,中华医学会临床药学分会开启了全国临床药师规范化培训工作。自 2016 年 9 月至 2017 年 2 月,中华医学会临床药学分会分别在兰州、成都、郑州和厦门,召开了四次临床药师规范化培训工作会议,发布了在全国开展临床药师规范化培训的具体方案和通知,并广泛征求各医疗机构意见对培训方案进行修改。会议还部署全国各省、自治区、直辖市临床药学分会组织申报首批临床药师学员培训中心和首批临床药师师资培训中心,并以各省、自治区、直辖市临床药学分会为单位,对材料上报过程中出现的代表性问题进行集中讨论。

2017 年 9 月,经过各省、自治区、直辖市医学会临床药学分会组织专家对

申报单位进行了公开、公平、公正的现场评审后,公布了 74 家单位成为中华医学会临床药学分会首批临床药师学员培训中心,同时有 43 家单位入选为"中华医学会临床药学分会临床药师学员培训中心候选单位"。培训中心在各省、自治区、直辖市医学会临床药学分会的具体组织下,开展了为期一年的春秋两季学员招生工作。培训工作力求突破传统教学方法,不断探索与尝试在临床药师教学实践工作中,应用移动查房交互系统进行网络教学,实时了解患者病情转归、参与远程病例讨论、用药建议及时反馈、用药教育数字化传输,提高教学效率,提升教学质量。截至 2024 年 5 月,中华医学会临床药学分会已在全国范围内认定了 275 家学员培训中心,开展学员培训的培训中心遍布全国 26 个省、自治区、直辖市。

　　早期临床药师培训中心所设专科不同,地区不同,生源背景不同,为了保证临床药师培训教育的同质化,中华医学会临床药学分会委托空军军医大学第一附属医院(西京医院)药学部牵头,撰写了凝聚全国药学领域专家以及一线临床药师集体智慧的《全国临床药师规范化培训系列教材》,由人民卫生出版社出版发行。2017 年中华医学会临床药学分会以《全国临床药师规范化培训系列教材》作为学员培训教材,统一培训目的、培训方法和考核评价体系,保障全国临床药师培训工作有章可循。该教材以培养应用型临床药师为目标,吸收了行业新知识并参考国内外权威指南,建立了临床药师职业道德与药学伦理、科研思维与能力培养等新内容,能够与临床药师岗位能力要求相对接,实现了教学方法、考核体系等多方面的国内首创,首次提出了决定临床药师培训工作成效的关键指标(药师建议在病案中的体现、患者满意度、药占比指标、不良反应防范、国家基本药物使用率、抗菌药物合理使用率、药学伦理充分体现、临床用药重大差错事件),着眼于中国临床药师培养的实际问题,是临床药学领域的一次开拓和巨大进步。系列教材在全国范围内的应用,对提升我国临床药物治疗学水平起到引领与帮助作用,极大地推进了我国临床药师培训工作的科学化、规范化、同质化进程。

三、中华医学会临床药学分会临床药师师资培训概况

　　2017 年 4 月,由符合条件的各省、自治区、直辖市医疗机构自愿申报,经中华医学会临床药学分会组织专家分别在上海、武汉和石家庄进行分片区现场评审,35 家单位成为中华医学会临床药学分会首批临床药师师资培训中心(表 1),同时评选出 255 名首批师资人员。截至 2024 年 5 月,学会在全国范围内共认定 50 家单位为师资培训中心。师资培训中心在中华医学会临床药学分会的统一管理下,已培养带教师资近两千名,并建立了完善的师资培训中心考核机制,为后期持续大量培训临床药师学员奠定了坚实基础。

表 1　中华医学会临床药学分会临床药师规范化培训首批临床药师师资培训中心

地区	培训中心
安徽	安徽医科大学第一附属医院
安徽	合肥市第一人民医院
重庆	陆军军医大学第一附属医院（西南医院）
甘肃	兰州大学第一医院
广东	南方医科大学南方医院
广东	中山大学附属第一医院
贵州	贵州医科大学附属医院
海南	海南医学院第一附属医院
河北	河北省人民医院
河北	河北医科大学第二医院
河南	河南省人民医院
河南	郑州大学第一附属医院
黑龙江	哈尔滨医科大学附属第二医院
黑龙江	哈尔滨医科大学附属第一医院
黑龙江	哈尔滨医科大学附属肿瘤医院
湖北	华中科技大学同济医学院附属同济医院
湖北	华中科技大学同济医学院附属协和医院
湖南	中南大学湘雅二医院
湖南	中南大学湘雅三医院
吉林	吉林大学白求恩第一医院
吉林	吉林大学白求恩第三医院
江苏	南京大学医学院附属鼓楼医院
江西	南昌大学第二附属医院
江西	南昌大学第一附属医院
辽宁	中国医科大学附属盛京医院
山东	济宁市第一人民医院
山东	山东大学齐鲁医院
山西	山西医科大学第二医院
陕西	空军军医大学第一附属医院（西京医院）

续表

地区	培训中心
上海	上海交通大学医学院附属第一人民医院
上海	上海交通大学医学院附属瑞金医院
上海	上海交通大学医学院附属新华医院
云南	云南省第一人民医院
浙江	浙江大学医学院附属第一医院
浙江	浙江省人民医院

中华医学会临床药学分会临床药师师资培训的发展历程主要分为以下几个阶段。

（一）首批师资培训启动阶段

2017 年 4 月中华医学会临床药学分会评选出 255 名首批师资人员后，2017 年 5 月，中华医学会临床药学分会联合西京医院在西安进行了为期一个月的首批师资认定人员的培训工作，培训合格后获得师资培训证书。培训期间由西京医院举办了"首届临床药师师资培训暨教学观摩培训会"，会议邀请了国家卫生和计划生育委员会医管中心相关领导视察了培训情况，还邀请了国内外临床药学专家进行了现场观摩与考核。培训创新性地开展了以问题为导向的教学（problem-based learning，PBL）和课堂讨论式教学（case-based study，CBS），强调从提出问题入手，深入临床实践，通过 AB 角互换的新型教学模式，让师资学员有针对性地去探索并运用理论知识，提高带教过程中实际分析和解决问题的能力，激发学习兴趣和主动性讨论意识。

同年 11 月，由中华医学会临床药学分会、上海市医学会临床药学专科分会主办，上海交通大学医学院附属第一人民医院、上海交通大学医学院附属新华医院和上海交通大学医学院附属瑞金医院承办，进行了第二批临床药师师资培训班。自此拉开了全国临床药师规范化师资培训的序幕。

（二）全国师资培训中心规模化开展师资培训阶段

在全国各师资培训中心派师资学员接受了西安和上海的师资观摩培训后，各地区按照西安和上海师资培训的标准开展工作，2018 年相继有江西、吉林、河南、河北、山西等地的师资培训中心陆续开展了师资培训工作。中华医学会临床药学分会开展的师资培训重点着眼于切实提升师资带教的能力与效果，同时也兼顾临床药师共性基本知识与技能的提升。培训首次采用了 AB 角互换、PBL 模式，并设计了多项标准化评价量表，从师资学员的理论授课与考核能力、床旁带教实践能力以及医护患满意度等多个环节全面考察师资学员的带教能力。截至 2024 年 5 月,我国已有 23 个省、自治区、直辖市的师资培训中心开展了师资培训工作,进一步提升了我国临床药师师资带教的综合素质。

(三)开展师资培训中心考核阶段

在全国师资培训中心开展工作两年后,为了进一步统一各培训中心的培训模式,促进各培训中心工作同质化,中华医学会临床药学分会联合华中科技大学同济医学院附属协和医院,对已经开展师资培训工作的 21 家单位进行了现场考核。2019 年 11 月,由中华医学会临床药学分会主办,华中科技大学同济医学院附属协和医院承办,对考核专家进行了集中培训,接着考核专家分组分别对全国师资培训中心进行了督导考核。此次考核评选出 5 家优秀单位、15 家合格单位以及 1 家不合格单位。其中获得“中华医学会临床药学分会临床药师规范化培训优秀师资带教中心”的 5 家单位分别是:上海交通大学医学院附属第一人民医院、空军军医大学第一附属医院(西京医院)、郑州大学第一附属医院、华中科技大学同济医学院附属协和医院和中南大学湘雅二医院。

通过开展师资培训中心的督导考核,及时发现培训过程中存在的问题,对于不符合培训条件的单位以及未及时开展培训工作的单位,都给予了限期整改的建议,对于已经开展培训工作的单位则能够促进培训工作的规范化、科学化。

(四)进一步规范化师资培训阶段

2020 年,一些师资培训中心逐渐将培训工作转移到线上进行;在随后的三年时间里,培训工作则以线上线下相结合的形式开展;目前则是以线下为主、线上为辅的形式开展。培训工作严格按照师资培训中心的相关要求和标准,加强以临床案例为导向的师资带教能力的培训,引导师资学员参与疫情相关指南、用药手册的编写,以及一线的多学科会诊工作,为日后的师资带教积累丰富的实践经验。未来对于中华医学会临床药学分会临床药师师资培训进一步规范开展的规划,将主要从两个方面进行。一方面是进一步完善师资培训考核标准并完成全国统一的师资培训教材编写。本教材正是在这样的背景下应运而生,教材的编写以师资带教实践中存在的实际问题为牵引,以有利于规范化管理为目的,凸显 PBL 的教学方法,提高师资培训的质量。另一方面,互联网 + 信息化药学以及远程网络课程平台的建设,将是促进师资培训进一步规范化的有利手段。届时,中华医学会临床药学分会临床药师规范化培训将会对全国临床药学学科发展、临床药师人才培养做出更大的贡献。

思考题

1. 请简述"临床药学"与"临床药学学科"的内涵概念。
2. 临床药师师资培训在教学方法上有哪些不同于学员培训的特点?

第一章

临床药师师资人员基本素养

第一节 师资人员职业精神与人文素养

一、职业道德修养与药学伦理

（一）职业道德修养

职业道德修养是对从业人员在职业活动中的行为要求,也是从业人员对社会所承担的道德责任和义务,调节着各种职业关系。职业道德是道德的新分支之一,包括对不同职业中的个人所期望的个人和组织行为的原则、功能和标准,它试图回应不同职业中的道德问题。要做一个合格的劳动者,首先必须遵守职业道德,如师德要求教师为人师表、教书育人,医德要求医生救死扶伤、治病救人、实行人道主义等。可见,职业道德修养是对从业人员在职业活动中的行为要求,又是从业人员对社会所承担的道德责任和义务,调节着各种职业关系。一个合格的劳动者首先必须具备职业道德修养。

教师的职业道德修养是教师向学生传授文化知识的同时,还要对其进行思想品德教育,使他们树立正确的人生观、世界观、价值观。因此,每一位教师都肩负着教书和育人的双重使命。教师不仅要用自己的丰富学识培养人,更要用高尚的品格去感染人,从而使学生不仅拥有健全的人格,也拥有高尚的灵魂。现在的教师职业道德水平决定着未来社会国民整体的道德水平。在教育教学过程中,教师的职业道德修养不只作用于学生的感官,还可以直接深入学生的心灵,塑造学生的性格和品德,不但会影响一个人的成长,也可能会影响人的一生。

有较高文化素养和专业水平的专业人员,比其他社会群体更具理性。通过理性思考和反复实践,教师职业道德修养会在实践中完成内化、外化与强化,教师个人也会因此自觉地促进道德品质的提升与完善。其次,职业道德修养有助于提高教师的道德判断力,树立责任感。大自然有太多的未知,人类社会也很复杂,教育活动中的道德关系和利益关系也是错综复杂的。真善美与假恶丑、对与错,有时候可以轻易地做出判断,但是,许多时候仅仅靠个人的知识储备和纯粹的道德经验并不能轻易地做出解释与判断,教育教学活动中有太多的道德两难问题。职业道德修养在临床实践中的体现见表1-1。

表1-1　职业道德修养在临床实践中的体现

主要类别	次要类别	内容
坚守专业价值观	尊重患者	承诺对患者隐私保密
		承诺对患者保持正义和公平
		选择权和决策权
	药师与患者和同事的关系	热情友好的关系
		倾听患者
	专业问责	向患者清晰表达
		责任
		纠正差错
组织条件	工作量	协调大量患者用药教育时间
	团队合作	药师需要团队合作,分组管理患者
		药师团队分享意见并执行最终意见
	奖惩制度	绩效考核
个人特征	善良和同情	药师的沟通
	对患者的监护	与患者交流,给予适当帮助
		提供充分的药学监护
		站在患者的立场和角度,采取措施减少患者的顾虑
	诚信正直	在工作中保持诚信

（二）药学伦理

医学伦理是职业道德的一个组成部分,也是医学的一个基本分支,是用一般伦理学的道德原则,来解决医疗实践和医学科学发展中人们相互间、医学与社会间的关系问题。换句话说,医学伦理学是一门实践学科,也是伦理哲学的一个分支,是医学正确实践的一个组成部分。药学伦理与医学伦理的发展趋势密切相关,并受其制约和相互影响。药学伦理作为培养临床药师学员人文素养的重要课程之一,如何让学员认识和掌握药学伦理知识,培养学生以药学伦理的独特视角领悟药师与患者、药师与医护工作者、药师与药师之间的关系,使学员在未来药学实践中能够很好地践行药学伦理原则是教学中的核心环节。在教学过程中采用"以团队为导向的学习"(team-based learning,TBL)教学模式和模拟学习模块(simulated learning modules,SLM),改进课堂教学效果,激发学生学习兴趣和热情,把枯燥的理论教学转化为主动的学习行为,从而帮助学生学习药学伦理知识、技能,提高人文素养。场景模拟教学见表 1-2。

表 1-2　场景模拟教学

	SLM 能力	人员	场景描述	教学过程
1	寻求帮助	医院和社区药师	医院和社区药师之间的角色扮演保证患者顺利出院	全组观看两位演员示范场景,然后分小组练习
2	表达不同意见	患者、药师	药师之间关于患者退回药物的分歧(模棱两可)	澄清矛盾点、观察、小组建模
3	参加一个小组	医生、护士、药师	临床查房时药师需要评论药物过敏相关问题	医生以支配或包容的方式行事
4	接收反馈	药师、患者	患者投诉:出现用药差错	首先对负面情景进行建模,然后进行讨论
5	拒绝请求	药师、患者	患者要求使用限制用药,药师应拒绝其请求	有不同类型的患者——年长对年轻,粗鲁对温和
6	给予反馈	学员与老师	学员向老师口头建设性或负面反馈	(小团体)学员演示场景,由老师给予反馈

🔍 **思考题:**

1. 如何在带教中让学员理解职业道德的深刻内涵?

2. 如何评价学员在药学查房中药学伦理的体现?

二、医学人文精神

(一)医学人文精神概述

1. **医学人文精神概念**　以患者为主,强调在医疗过程中对患者的关心、关怀和尊重,这种精神是每一位医学生和医务人员都应树立的价值观。

2. **医学人文精神内涵**　医学人文倡导人道主义和人性关怀。医学人文精神的精髓是尊重生命、以人为本的生命观和价值观,表现在面对生命充满仁爱之心,面对患者能自发救助患者、关心患者,一切以患者为中心。医学人文精神追求医学的人性化,关注人性和人的情感,尊重一切与医疗相关人的生命价值和尊严,是一种广泛的关怀,包括对患者的生命健康、情感及医疗公正的关怀,也包括对医务人员自我价值的肯定和人格的尊重。

3. 医学人文精神特征 包括19项,分别是科学严谨、尊重生命、关爱生命、诚信、敬畏生命、团队精神、公平公正、人际沟通与协调能力、社会责任感、法律意识、社会主义的人道主义精神、精益求精、廉洁自律、职业角色意识、高尚的人格、知识素养、有利不伤害、移情能力、奉献精神。

(二)医学人文精神与医患关系

1. 健康、医学、人文关怀的关系 世界卫生组织关于健康的定义:健康乃是一种在身体上、精神上的完美状态,以及良好的适应力,而不仅仅是没有疾病和衰弱的状态。可见,健康不仅局限于身体上没有残缺和疾病,更是心理健康、社会适应良好和道德健康三方面都健全,才能够称得上是完全健康的人。而医学,是通过科学的手段处理生命的各种疾病的一种学科,促进病患恢复健康的一种专业。医学最终目的是促进病患恢复健康,因而不能仅局限于处理疾病本身,还要更多地关注患者心理健康、社会适应良好和道德健康。医学发展史中,最先只是以疾病为中心,但新时代背景下,以患者为中心的理念已是广泛共识,这是对现代医学的要求。因此,关注疾病的同时关注患者,将患者作为"人"这样一个整体来对待,是体现人文关怀的最基本要求。人文关怀的本质是关注人的地位、关注人性的需求、关注生存状态及保障,是对人的生存现状、价值、尊严、情感等方面作为一个健全人的关心。

2. 和谐医患关系是医学人文精神的体现 医患关系不仅集中在医疗技术方面,更主要地集中在非技术方面,即反映在医务人员如何对待患者的社会、心理方面的问题上。正如特鲁多医生的墓志铭所说:有时是治愈;常常是帮助;总是去安慰。因此,在医院工作中,规范医疗行为是进一步调整和改善医患关系,缓解医患矛盾的关键,是医学人文精神的体现。

(三)医学人文精神的作用

1. 促进医学发展 当医务人员看到患者被病痛折磨,职业感促使他们多次试验研究新药缓解病情。试想如果医生麻木不仁,对患者的生命置之不理,人类也许早已灭绝。医生详细深入地了解患者疾病的进展:症状、体征、医学干预后的结果等,与患者进行积极沟通、充分告知,都是医学人文精神的体现。总之,无论是医生的技术、新药的问世,还是医学影像学的进步等,无不说明医学人文精神对医学发展有促进作用,所以医学人文精神的培养必不可少,不可替代。

2. **缓解或减少医疗纠纷** 医学人文精神要求医务人员对每一位患者一

视同仁,对患者保持着同情、关心、安慰,使患者感受到温暖,只有这样才能拉近与患者及其家属之间的距离,通过充分沟通能够完善病史,全面掌握临床资料。这样有利于诊断鉴别诊断和治疗方案的实施,提高患者对治疗的依从性配合度,有利于疾病的恢复、减少医患纠纷的发生。

(四)医学人文精神培养途径

1. 思想上重视　随着现代医学技术特别是各种科学仪器、医疗器械在医学研究和医疗中的广泛应用,使得医学专业知识和技术在医学研究和治疗中处于强势地位,反映到医学教育中,医学生在专业知识和技术的学习上花费了大量的时间,而"冷落"了人文精神。当代医学生如果只注重专业知识的学习,远远满足不了作为医务人员的要求。当他们步入医院后,缺乏"医德""人道主义精神"的医务人员,不重视与患者及其家属的沟通,是不称职的,也会发现工作举步维艰。所以不论是当代医学生还是医学院校的老师都应该从思想上对人文精神的培养加以重视,正确认识医学人文性在现代医学中的重要地位。

2. 加强医学人文学科师资队伍建设　作为一名医学教师,首先,要重视医学人文精神培养。其次,自己要有能力讲好这门课,这关乎学生未来的职业生涯。这就要对人文学科的教师加以培训,考核选取优秀教师去高等院校、医院学习深造。另一方面,引进该方面有一定造诣的学者专家前来指导。这些都有助于提高医学人文学科教师的专业素质。医学是一个基础与临床相结合的学科,人文学科教师可以讲授课本上的知识,还可以采用医学模拟教学等多种方法,将人文精神深入学生心中。

3. 专业教育与人文精神融合培养　全程的医学人文精神培养大环境意味着医学人文精神的培养在医学院校不只是人文教师的任务,而是所有教育者的责任。医学人文课程的开设,讲授的是医学人文学的历史、进展、医学伦理学等,而人文精神的培养需要精神和观念的引导,需要长期潜移默化的影响。作为课时多、课程长的专业老师,每天课堂的教学内容如果结合人文精神的教育,那影响将是巨大的。这也就提高了对专业教师的要求,而且专业知识与人文教育本就是互相融合的,专业教育中往往蕴藏着人文精神。

4. 医学人文能力的培养　在思想重视、掌握了一定人文学知识后并不代表就拥有了医学人文能力。一个好的医务人员,不仅应具备满腹经纶的专业知识、娴熟的专业技能,还应拥有人际沟通能力、学习能力、创新思维能力、情绪管理能力以及团队精神。医学需要长期学习,疾病的变化、科技的进步、治疗方案的改变等要求每一位医生都要具备终身学习的意识以及终身学习的能力,其中创新思维能力必不可少。医学是一个复杂的学科,它不仅是治病救人,还包括经济学、社会学、心理学等内容,需要多位医生精诚配合,这就需要团队协作精神,其中医学人文能力不可缺少。

(五)医学人文精神与临床药学实践

确立"以患者为中心""以合理用药为核心"的理念,将临床药学服务的伦理、道德、礼仪、沟通交流技巧等融入考核中。有良好的职业道德和人际交流能力,能与医护人员和患者正确沟通,做到提问恰当(不使用暗示或诱导性语言)、举止得体、语言通俗易懂;关心患者心理,体现对患者的尊重;回答问题专业且遵守职业道德,有助于患者合理用药或改善用药依从性。

思考题

1. 简述医学人文精神在医患关系中的作用。
2. 医学人文精神如何在临床药师培养中发挥作用?

三、教育心理学

(一)教育心理学概述

教育心理学研究在教育情境中学生学习与教师教学的交互过程的规律,以便解决教学中的实际问题,涉及学生心理、学习心理、教学心理及教师心理等内容,是应用心理学的一个分支。教育心理学的研究对象是在教育情境下,学与教相互作用的基本心理规律,包括受教育者的各种心理现象及其变化和发展规律,以及教育者如何通过这些规律对受教育者进行有效教育。

(二)教育心理学的作用

1. 为实际教学提供科学的理论指导 教育心理学能够为实际教学提供学习与教学的基本原则、理论知识和研究成果,指导教师做出有效的教学决策。比如根据学习动机的规律,在教学中可以采取创设问题情境、积极反馈、恰当控制动机水平等手段来培养和激发学生的学习动机;根据直观教学原则,教师要善于利用直观的语言,将抽象的概念形象化、具体化,激发学生丰富的联想,促进学生对知识内容的深层理解和掌握;利用教育心理学原理,教师可以预测学生将要发生的行为或发展的方向,并采取相应的干预或预防措施,达到预期的效果。

2. 帮助教师创造性解决实际问题 教师实际教学过程中,需要能够根据教育心理学的理论和研究方法,不断发现问题、分析问题,并选择适当的方法和程序创造性解决问题。比如教师可以应用教育心理学的理论和研究方法,对学生学习困难或心理发展过程中存在的有关问题追根溯源,准确了解学生,从而采取针对性的方法,促进学生学业进步,心理健康发展。

3. 帮助教师结合实际开展教育研究 教育心理学不仅为实际教学提供科学的理论指导,也为教师参与教学研究提供思路、方法及丰富实例,使教师不仅能够理解和应用某些基本原理和方法,还可以结合自己的教学实践进行创造性研究,验证这些原理并解决特定问题。

(三)教育心理学的研究方法

教育心理学常用的研究方法主要有观察法、实验法、调查法、个案法及教育经验总结法等。

1. **观察法** 是有目的、有计划地对被试者在一定情境下的言行举止进行系统性观察和记录,分析判断其心理活动发生与发展规律的方法。可分为全面观察和重点观察,或直接观察和间接观察,或长期观察和定期观察。

观察法的优点是适用面广,在自然状态下进行,被试者的活动表现是真实的、自然的,获得的材料也是真实的、符合实际的;缺点是观察者处于被动地位,难以观察到研究所需要的行为,观察结果也难以确定因果关系。

观察法的具体实施如下:

(1)观察之前,要有明确的观察目的、计划并确定具体方法。

(2)要在自然状态下进行,被试者的日常生活条件并未受到干扰,被试者并不知道自己被观察。

(3)要做好观察记录,包括文字记录和音像记录,对被试者的活动环境、言语动作、表情等均应详细准确地记录下来。

(4)观察材料的分析处理,注意定性分析和定量分析相结合,主观和客观相结合,既要分析个体的主观行为,也要分析产生行为的客观环境。

2. **实验法** 根据研究目的,控制或改变某些条件,以引起被试者某种心理活动变化进行研究的方法,可分为实验室实验法和自然实验法。

实验室实验法是在实验室条件下,采用专门的实验设备或仪器以探索心理活动规律的方法。实验室实验法的优点是实验条件严格控制,实验结果精确可靠;缺点是实验室环境与真实环境存在一定差距,实验结果存在一定局限性。自然实验法是指在自然条件下,控制或改变某些条件,观察被试者心理活动变化的方法。自然实验法的优点是将真实自然环境与实验条件相结合,兼有观察法和实验法的优点,缺点是在自然条件下难以严格控制某些实验条件。

实验法的具体实施如下:

(1)实验前,要进行严格的实验设计,包括如何操纵自变量、如何收集因变量、如何选择被试、设立对照组、控制无关变量,并对可能出现的实验结果形成一定的假设。

(2)正式实验前,可进行小样本初试,如有不妥,可进一步修改实验设计,正式实验开始后,要严格执行实验设计的各项措施。

(3)实验结束后,要对实验结果进行统计分析和显著性检验,并形成实验报告。

3. 调查法　是根据某一特定要求,向被调查者提出有关问题,了解某种心理活动的发生及其条件的方法,包括访谈法和问卷法。

访谈法是指与被调查者以口头言语方式就某些特定问题进行交谈,从而获得资料的方法。问卷法是以书面形式让被调查者回答问题,从而获得资料的方法。调查法的优点是可根据研究者的实际需要灵活设计问题,针对性强,能在短时间内获得大量资料,调查结果既可进行定性分析,也可进行定量分析;缺点是调查结果依据的是被调查者的主观回答,与实际情况可能存在一定偏差。

调查法的具体实施如下:

(1)调查前的资料准备,围绕需要调查的问题,搜集有关文献资料,做好充分的资料准备,如问卷的设计和编制。

(2)根据研究需要选择被试样本进行施测。

(3)调查后统计分析。如选出有效问卷进行统计处理,对于开放式问题和封闭式问题要运用不同方法。

4. 个案法　是指通过对某个个体进行详细的观察与研究,以便发现影响某种行为和心理发生发展的因素,较多地用于发展心理方面的研究和特殊儿童的研究。个案法的优点是可以使研究者充分考虑每个被研究者个案的特点,并能提供这些个案心理发展的具体资料;缺点是研究样本较少,代表性较差。

个案法在实施过程中需注意:

(1)个案法是针对个别学生的心理或行为问题进行直接的、深入的研究,因而必须搜集有关个案的一切资料。

(2)研究者要与被研究者建立良好的关系,取得被研究者的充分信任。

(3)个案研究的目的不只是对个案本身的心理或行为问题求得了解,更重要的是通过这种了解,进一步寻求解决有关问题的方法。

5. 教育经验总结法　是指教育工作者对自己日常工作中获得的关于教育过程心理现象的整合性认识进行总结,进而寻找其中规律性的方法。教育经验总结法的优点是教育工作者可以结合自己平时的教育、教学工作,随时对一些典型经验加以总结,所获得的资料比较真实可靠;缺点是成果的质量受到教育工作者自身素质和理论修养水平的限制,难以上升到一定理论高度。

运用教育经验总结法时需注意:

(1)选择的研究对象应具有典型意义。

(2)应通过对教育现象的总结创新性得出某些规律性结论。

(3)应将定量分析与定性分析相结合。

◎ **思考题**

1. 如何利用教育心理学的研究方法提高教学效果?
2. 教学中面对不同类型学生如何进行针对性教育?

第二节　药学知识与能力要求

一、临床药师师资人员专业技能要求

(一)医患沟通

医患沟通是医学相关实践的思维方式和行为准则。药师作为医务工作者,和医生护士一起,围绕伤病、诊疗、健康及相关因素等主题,通过各具特征的全方位信息的多途径交流,使医患各方形成共识并建立信任合作关系,科学指引诊疗策略,达到维护个体健康、促进医药人文发展和社会文明进步的目标。以美国为代表的西方发达国家对医患沟通问题研究较为充分,例如早在18世纪提出了"知情同意"等,临床上诸多事实证明良好的沟通在医患交流互动中可以起到积极作用。在药学实践中,药师总体上和医护人员一样,也要通过沟通提高患者依从性、缓解医患纠纷和矛盾。但相较于临床医护人员,药师更侧重围绕药品特征及注意事项进行沟通,这就要求药师既要"懂医"又要"精药",还要有人文精神,在中国伦理价值观和文化背景下,展现药学服务临床和以患者为中心的价值真谛。

作为沟通的前提,带教药师一方面需要具备对临床诊疗结果的解释能力,特别是围绕用药的检查指标、治疗方向和策略,要做到主客观信息互相补充印证的整体性评价,避免陷入"仅思考如何用药干预"的误区,从而建立整体性的临床思维。另一方面,熟悉和掌握药物治疗原则是根本,带教药师需要有一定的个体化药物治疗方案的设计能力。有了良好的准备,药师主导的医患沟通工作可以分成以下几个步骤。首先,收集整理患者的相关信息;然后,确定需要解决的问题即沟通的目的;最后,确定合适的时间和地点开展沟通工作。当然这只是一种参考,事实上很多时候各个步骤的边界是模糊的甚至是混合在一起的,例如收集信息的过程可能就需要直接和患者进行沟通。

沟通技能是实现沟通目的的重要保障,面带微笑、适当的称呼以及对本次沟通的恰当解释可能都会给患者留下良好的印象,主动聆听和同理心亦会有效拉近药师与患者的距离。药师应掌握灵活的沟通技巧以体现药学专业能力和职业素养,以对患者依从性的评估为例,可以借助一些量表等标准化的工

具,但同时不必完全依靠工具中格式化的文字,避免大量的医药专业词汇,而是用日常谈话用语来询问患者问题。实践中有一些细节需要注意,例如应根据患者状况、对本次沟通的理解或对药师的信任程度设定合理的阶段性的沟通目标,避免不切实际地用一次沟通解决所有问题;又如非语言沟通的练习,避免面部表情或肢体动作与口头说的不一致等。一些初入临床的学员,总是倾向于尽快采取行动干预解决可能存在的药物相关问题,以此表现"作为一个好药师的能力"。然而,有研究显示,医患沟通的一个重要宗旨其实是让患者参与到自己的医疗决策中来,而应避免促使其简单服从一位权威医务人员的建议。

(二)药物治疗管理

药物治疗管理(medication therapy management,MTM)起源于药学监护,近年来在西方发达国家发展迅速,在一些国家已纳入医疗保险范围,逐渐成为国际上广泛认可的药学服务模式。从概念上,MTM 是指具有药学专业技术优势的药师对患者提供用药教育、咨询指导等一系列专业化服务,从而提高用药依从性、预防患者用药错误,并培训患者进行自我用药管理,提高疗效。由于其在推动用药管理标准化中发挥着越来越积极的作用,国内近年来正大力引进并结合实际促使其本土化发展。虽然从研究报道上看,该服务主要面向慢性疾病或老年等患者群体,但事实上各种类型的患者都可以纳入。参考美国药师协会相关规定,MTM 服务框架主要包括药物治疗评估、患者用药记录、药物治疗行动计划的制订、干预行动、文档记录和随访等。当前在国内,MTM 可被整合在药学监护、药物重整或门诊药物咨询等服务中。

MTM 的有效开展关键在于正确地进行患者个体化的药物治疗评估以及制定恰当的干预方案,这有赖于药师识别和解决药物治疗相关问题的能力。为了明确 MTM 目标,药师需要在服务前确认患者的治疗目标,了解患者需求,且有责任提高患者对 MTM 的认识和理解。围绕服务对象,药师应熟悉当前临床实践指南或共识,从而制订适宜的 MTM 行动计划。当然,指南或共识同药品说明书一样也具有局限性,会随时间不断更新,而不同国家、地区或专业学会制定的指南或共识也可能有所差别,所以不可能完全适用于每一个患者,但是尽管如此,仍需强调循证原则。除了对疾病和药物相关知识的掌握,药师也需要关注人群特征,以老年患者为例,因老年化和疾病引起生理改变和基于健康成人研究获得的药动学、药效学参数不同,可能出现疾病的不典型表现如老年综合征等,另外多重用药问题也比较突出。这些问题的识别和解决需要综合生理病理和临床药物治疗学的相关知识,在 MTM 和咨询实践中可以灵活借助标准化的工具,如应用 Morisky 量表评估用药依从性问题、采用不适当用药的 Beers 标准进行筛查等。

包含 MTM 在内的药学服务信息的记录和采集需要标准化。在临床医学领域,长期以来已经普遍接受应用问题导向的医疗记录(problem-oriented medical record,POMR)或基于"主观、客观、评估和计划"(subjective,objective, assessment and plan,SOAP)四个关键内容的记录形式。药物问题与医疗问题并不存在明显的区别,或者说很多相互重叠。有些药物问题就是医疗问题,例如开错处方、用药依从性问题等;有些是药物的应用可以预防、治愈、缓解或加重医疗问题,甚至直接引发疾病,例如超敏反应、药物中毒等。总之,标准化的记录可以提供保障,使药学实践的全过程得到正确记录,并且提供了一个参照,即随着药物治疗技术发展,在改善患者药物治疗结局和药物使用方面,药学服务各个环节或内容可以与时俱进。

(三)药物相互作用

1. 药物相互作用的分类与机制　药物相互作用(drug-drug interaction, DDI)是指同时或在一定时间内先后应用两种或两种以上药物后,药物在机体内因彼此之间的相互作用产生的复合效应,可表现为药效加强或副作用减轻,也可表现为药效减弱或毒副作用增强,甚至出现一些新的不良反应。狭义的药物相互作用主要指药物和药物之间的相互作用,广义的药物相互作用还包括药物与内源性物质、添加剂、烟酒、食物等之间的相互作用。

(1)药物相互作用的分类:按发生机制可分为药动学相互作用和药效学相互作用;按严重程度分类可分为轻度药物相互作用、中度药物相互作用和重度药物相互作用;按相互作用的来源分类可分为药物-药物相互作用、药物-食物相互作用、中药-化学药物相互作用,还包括药物-检验值相互作用等。此外,根据已发表的临床研究或体外研究、病例报告、临床前研究等文献结果进行判断,可按药物相互作用发生的概率大小分为:肯定、很可能、可能、可疑和不可能等几个等级。按药物相互作用发生的时间过程,有的药物相互作用可立即发生,有的药物相互作用的影响可能需要数小时或几天才表现出来。

(2)药物相互作用的机制:主要包括药动学方面的相互作用和药效学方面的相互作用。

1)药动学

①给药/吸收:由于吸收改变引起药物相互作用的原因有胃内 pH 变化、胃肠道中复合物的形成、胃肠动力的变化、经肠道吸收药物可能受 P 糖蛋白(P-gp)调节。

②分布:与蛋白质(如白蛋白)结合的药物发生移位会导致药物的相互作用,特别是具有高血浆蛋白结合率的药物,更可能被在同一结合位点具有更高亲和力的药物所取代。

③代谢:使用多种药物治疗期间,许多药物相互作用的发生是基于细胞色

素 P450（cytochrome P450，CYP450）同工酶的抑制或诱导。

④排泄/消除：药物主要通过肾小管排泄和胆汁排泄进行消除。药物及其代谢物经肾消除或肾小管重吸收时，可能发生药物相互作用，这是活性肾小管分泌水平竞争的结果，会受肾小管转运的影响。

2）药效学：当两种药物作用于同一"受体"或同一生化过程，即可能发生相互作用，产生效应上的变化，可能产生相加、协同或拮抗作用，从而对治疗效果产生有益或不利的影响。这类相互作用对药物的血浆浓度和药物代谢动力学无明显影响。主要表现为：①影响药物对靶位的作用；②影响同一生理系统或生化代谢系统；③改变药物作用部位的内稳态；④药物间的理化结合。

2. 药物相互作用的危险因素

（1）患者特征

1）年龄、性别：<5 岁或 >65 岁的人群，容易引起药物分布改变，药物清除率降低，导致药物蓄积；与男性相比，女性代谢能力降低。

2）营养状况、吸烟、饮酒等可影响 CYP450 酶活性。

3）器官功能障碍：肾功能不全导致清除率下降，肝功能不全导致代谢减慢，都会药物血浆浓度升高和蓄积；心衰和慢性阻塞性肺疾病患者由于治疗合并症所需的药物数量增加，增高了药物相互作用发生的风险。

4）内分泌及代谢：肥胖引起亲脂性药物的分布增加；脂肪肝改变代谢；低蛋白血症引起血清药物浓度增加。

5）遗传多态性引起药物代谢改变。

6）急性疾病：脱水引起血清药物浓度增加，低血压和低温引起清除率下降，感染引起代谢增加。

（2）药物特征

1）治疗指数窄：与药物剂量相关的不良药物事件的风险增加。

2）高血浆蛋白结合：从蛋白质上置换下来的游离药物增加。

3）低分布容积：药物局限于血浆中。

4）CYP450 酶底物或 P-gp 转运体底物：血清药物浓度变化，与共同给的促变药是诱导剂或抑制剂有关。

（3）其他因素

1）多重给药：随着药物数量的增加，药物相互作用的风险增加。

2）处方数量：存在多个处方者使得处方药数量增加。

3）涉及药房数量：涉及多个药房使得处方药数量增加。

4）自处方：非处方药与处方药相互作用。

5）住院时间：易患医源性疾病和后续药物治疗。

3. 有害药物相互作用的预测与临床对策

(1) 有害药物相互作用的预测：药物相互作用是引起药物不良反应的主要原因，临床上联合用药的种数与不良反应发生率呈正相关。面对日益增加的药品数量和临床上联合用药的必要性，临床医药工作者要掌握基本的药物相互作用机制，熟悉影响 CYP 的主要药物类别（包括各亚族的主要底物、抑制剂、诱导剂），并全面了解患者的用药情况，熟悉药物的特性，有效预测甚至避免严重相互作用的发生。药物相互作用的预测主要包括重组人 CYP 同工酶体外反应体系、Caco-2 细胞筛选体系、肝细胞或活性肝组织代谢体系、动物实验等体外筛查方法，以及针对药物相互作用危险因素的患者个体的药物相互作用预测。药物相互作用是否会导致有临床意义的效应，与药物的特性及患者的个体差异有关。

(2) 有害药物相互作用的临床对策：药物相互作用有利有弊，临床上可通过药物相互作用增加疗效，减少不良反应。临床医药工作者应尽量避免不合理的合并用药导致的药效降低或毒性增加。可采取以下措施：

1）建立有害的药物相互作用数据库，对患者治疗方案做出药物相互作用的预测和评价，指导合理用药。

2）对高风险人群应提高警惕，如大剂量用药的患者、患各种慢性疾病的老年人、需长期应用药物维持治疗的患者、多脏器功能障碍者、接受多个医疗单位或多名医师治疗的患者等。

3）对高风险的药物严加防范，对使用易发生相互作用的药物或安全范围小的药物的患者应密切观察。

4）尽量减少合并用药，在保证疗效的情况下，尽量减少合用药物数量，尽量选择药物相互作用可能性小的药物。

5）详细记录药物治疗史，应详细了解、记录患者的用药史，包括中药、非处方药、诊断用药。

6）适时调整用药方案，多数药物相互作用通常只需对给药时间、剂量稍作调整即可解决。

（四）精准药学服务

精准药学即实现临床精准用药，对特定患者、特定疾病进行正确的诊断，在充分考虑每个患者的遗传因素（药物代谢、转运、受体和信号通路的基因类型）与非遗传因素（性别、年龄、体重、生理病理特征）等个体情况以及正在服用的其他药物等综合情况的基础上制订安全、合理、有效、经济的药物治疗方案，在正确的时间，给予正确的药物，使用正确剂量，达到个体化精准治疗的目的。血药浓度监测、基因检测等是精准药学的技术基础及重要组成部分。精准药学服务体系是"精准药学"的具体实践模式，借助血药浓度监测与基因多态性检测,进而设计药物治疗方案,达到个体化用药的目的。

1. 治疗药物监测　治疗药物监测(therapeutic drug monitoring,TDM)是以药物动力学与药效动力学原理为基础,通过运用各种灵敏的现代分析手段,定量分析生物样品中(血液、尿液等)的药物及代谢物的浓度,探讨患者体内血药浓度与疗效及毒性之间的关系,从而确定个体的最佳治疗剂量及最佳用药方案,提高药物疗效和减少不良反应。临床上,并非所有的药物都能够或都需要进行 TDM。对药物进行 TDM 之前,药物的血药浓度与药理效应有显著的相关性,并且已建立有效的血药浓度范围。

(1)治疗药物监测的临床指征:临床上,对于下列情况可以考虑进行TDM。安全范围狭窄的药物;呈非线性动力学特征的药物;药动学个体间差异大的药物;用于预防性长期治疗的药物;口服吸收不规则的药物;解救药物过量中毒或在常量下即出现毒性反应的患者,指导采取应急措施抢救;有耐药性或成瘾性的药物;合并用药可能产生严重不良反应者,需调整剂量。

(2)TDM 流程:治疗药物监测的流程大体可分为申请、取样、测定、数据处理及结果分析。

1)申请:临床医生应根据临床指征确定需要进行 TDM 的药物,提出申请。一般应填写申请表,其内容除说明要测定的药物外,还应填写有关患者的情况及用药的详细情况,以供分析结果时参考。

2)取样:根据药物 TDM 的要求不同,需要采用不同的样本,使用最多的是血浆或血清样品。另外,在特殊情况下亦可测定唾液、尿、脑脊液等其他体液样品以及游离型药物的浓度。

3)测定:测定的方法必须经过认证,需要严格考察方法的特异性、线性、灵敏度、准确度、精密度、重复性、稳定性,还需要考虑检测价格、测定一个标本所需时间等因素。

4)数据处理:TDM 中数据处理主要包括根据 TDM 结果进行模型拟合、药代动力学参数的估算及合理用药方案的设计。

5)结果分析:对结果分析应根据患者的性别、年龄、体重、疾病状况、病理生理及合并用药等情况综合判断,调整药物剂量。

2. 基因检测　通过基因检测进行基因分型,指导药物的使用,可以预测药物疗效和不良反应,帮助医生正确选择药物和确定剂量,在保证最大疗效的同时将不良反应的发生率降至最低,减少药物治疗的费用。

(1)药物体内处置与效应相关的基因多态性:目前已明确知道了许多药 物 代 谢 酶(如 CYP1A2、CYP2B6、CYP2C9、CYP2C19、CYP2D6、CYP3A4/5、ALDH2、MTHFR、NAT2、TPMT、UTG1A1、COMT)、药物转运蛋白(如 ABCB1、ABCC2、ABCG2、SLC22A1、SLC22A2、SLC22A6、SLCO1B1)、药物作用受体(如

5-HT、AT1R、P2Y12、VKORC1、β受体、多巴胺 D_2 及多巴胺 D_3 受体)、信号转导通路相关蛋白(如 EGFR)的编码基因均具有基因多态性,造成个体内药物的处置与效应的差异性。

(2)基因检测的流程:基因检测应用于药物治疗时,具体需要经过下列检测流程。

1)知情同意:所有受检者需签署知情同意书,告知所检测项目的目的、意义、基本过程、项目中可能存在的不足等,确保受检者的个人隐私得到保护。

2)标本采集:可用于药物相关基因多态性检测的标本类型有很多种,包括全血标本、组织标本、口腔拭子和骨髓等。标本采集好后应及时提取 DNA 用于检测,同时记录受检者的相关信息(包括姓名、性别、年龄、民族、身高、体重、样本类型、采样时间、用药情况等)。

3)基因多态性检测:可采用聚合酶链反应(PCR)、限制性片段长度多态性(RFLP)、焦磷酸测序及基因芯片等技术方法进行检测。

4)检测报告:检测结果以报告单的形式发放。一般包括受检者基本信息、检测结果,并附相关图表、结果解释与用药建议等。

5)制订个体化用药方案:结合检测报告,综合考虑患者身高、体重、种族、药物浓度、合并症及合并用药等影响因素,调整用药的种类、剂型、剂量、给药间隔等,制订个体化用药方案。

(五)药物不良反应

1. 药物不良反应的识别　WHO 国际药物监测合作中心规定,药物不良反应(adverse drug reaction,ADR)是指:正常剂量的合格药品用于预防、诊断、治疗疾病或调节生理功能时出现的与用药目的无关的有害反应。ADR 监护是临床药师实施药学监护的一个重要环节,也是临床药师师资培训中重要的一部分。在临床实践过程中 ADR 有时难以识别,客观评价 ADR 是体现临床药师价值,提高药学服务质量的重要方面。

临床药师师资培训过程中,学习如何引导学员进行 ADR 的识别是 ADR 监护的第一步。临床查房、药学查房和药物咨询过程中,重点关注引起 ADR 的药物因素和患者机体因素两方面。前者与药物本身的药理作用相关,要熟悉药物本身和代谢物的药理作用机制;药物剂型相关的一系列添加物质;不同剂型药动学特点等相关知识。后者与患者的生理病理状态相关,要熟悉不同年龄、性别、种族和妊娠哺乳状态的患者药物代谢相关特点;肝肾功能不全、腹膜透析、血液透析和体外膜肺氧合(ECMO)等状态下药物选择和剂量调整的依据。

ADR 因果关系评价是 ADR 监测中最关键也是最困难的问题,至今仍无统一的国际性评价标准。实践中主要从以下五个方面入手:时间相关性;文献合理性;撤药结果;再次用药结果;影响因素的排除。其中再次用药结果在实际实施中面临伦理上的困难,更多的是通过排除其他可能原因后,最终确定因果关系。ADR 评价标准分为微观评价和宏观评价,具体实施如下。

（1）微观评价法:目前以 Karch 和 Lasagna 评定方法为基本准则发展而来,我国国家药品不良反应监测中心所采用的方法就是如此。依据对前述判断 ADR 的 5 个方面的回答,并套用表 1-3 来进行综合判断。

表 1-3　计分推算法（Naranjo 评分法）来评定药品不良反应因果关系

项目	是	否	不知道
1. 不良反应是否在使用可疑药物后出现	+2	−1	0
2. 该反应以前是否有报告	+1	0	0
3. 可疑药物停用后,使用特异性对抗剂后是否改善	+1	0	0
4. 再次使用所疑药物,不良反应是否再次出现	+2	−1	0
5. 是否有药物之外的其他原因引起该反应	−1	+2	0
6. 给安慰剂后该反应是否再次出现	−1	+1	0
7. 血液 / 体液中药物浓度是否为已知的中毒浓度	+1	0	0
8. 增大 / 减少药物剂量反应是否加重 / 减轻	+1	0	0
9. 患者曾用过相同 / 类似的药物是否有相同 / 相似的反应	+1	0	0
10. 该反应是否有客观检查予以确认	+1	0	0

注:总分≥9 分,肯定;5~8 分,很可能;1~4 分,可能;≤0 分,可疑。

（2）宏观评价法:是对收到的一批同类报表,进行系统研究和分析评价,可产生药物警戒信号、提出诱发因素假设、采取措施等,以利于信号的进一步检验。

微观评价只针对个例报告归因或关联度评价,不能排除主观因素的影响。宏观评价涉及流行病学和数据统计分析的专业知识。临床带教药师在培训过程中应正确引导学员识别不良反应,传授相关的专业知识。

2. 药品不良反应的上报与随访　ADR 的上报与随访对药品上市后研究和患者用药安全意义重大,为药品安全性提供依据,避免对人类造成进一步的损害。ADR 报告系统在我国主要有以下四种:①自发呈报系统（spontaneous reporting system）:是目前最常用的形式,具有监测范围广、参与人员多、限制条件少等优点;②集中监测系统（centralized monitoring system）:是根据研究目的进行的,具有信息全面、针对性强、准确性高的优点;③记录联结系统（record

linkage system）：常用于发现某类药品的不良反应，具有样本量大、能发现不常用药品和罕见的不良反应的优点。

ADR 的院内、院外随访是 ADR 管理的重要环节，能获得许多一手资料，积累临床经验和科研数据，为合理用药提供珍贵的原始信息。随着时代的发展，随访的形式发生了一些变化，住院期间的随访以床旁随访为主，出院后的随访由以往的门诊随访，电话随访逐渐转变为微信随访。但需要注意的是，老年人、儿童等特殊人群，不能仅通过监护人转述进行随访，还是要尽可能与患者本人进行交流问询，可以通过电话随访或上门随访的形式获得尽可能准确的信息。随访临床药师需要进行标准化沟通流程的培训与实习，才能较好地独立完成随访工作。以电话随访为例，有以流程为导向的 CICARE 沟通模式，主要由 6 个沟通步骤组成，包括接触（connect，C）、介绍（introduce，I）、沟通（communicate，C）、询问（ask，A）、回答（respond，R）和离开（exit，E）。在实施中要求每位临床药师按此模式与患者沟通，并将执行情况纳入考核体系。CICARE 标准化沟通流程能有效提高临床药师的电话随访沟通交流能力，能使与患者间的沟通变得规范、高效，避免以往电话随访流于形式、获得有效信息少等弊端。ADR 随访与其他药学随访形式相同，仅仅是随访内容的变化，其意义在于使患者提高合理用药意识，避免使用同一药物或同类药物再次发生不良反应，还有助于积累临床病例发现同一药物或同类药物 ADR 发生规律，研究作用机制，提高医务人员合理用药水平，为新药研发提供灵感。

（六）疑难、危重患者药学服务

1. 特殊人群合理用药　药动学研究机体对药物的处置过程，涉及多种组织器官协同作用；药效学研究药物对机体的作用，并对这种作用进行定量描述。特殊人群用药既研究不同生理状态下，还研究不同病理状态下的药动学 / 药效学变化。

（1）儿童药动学循证资料比较少，无法准确按照药动学参数估算用药剂量，在实践过程中一般按照体重或体表面积估算用药剂量，还要考虑到患者年龄、肝肾功能。

（2）老年人一般指 65 岁以上的人群，随着人口老龄化的形势逐渐严峻，老年人用药安全问题日益凸显。老年人主要脏器生理功能下降，还常常涉及高血压、糖尿病、冠心病等慢性疾病，药物相互作用问题。临床药师在指导用药时，要全方面综合考虑。

（3）妊娠期、哺乳期妇女的药动学变化比较复杂，药物可通过胎盘和乳汁进入胎儿和婴幼儿体内，用药不当会造成难以挽回的危害。可依据现有的怀孕与哺乳期标示规则，结合胎儿发育的不同时期，推荐适当的药物进行治疗。但如确实病情危急，权衡利弊后，应当给予患者必要的药物治疗。

（4）肝功能不全主要影响药物代谢速率，主要经肝脏代谢的药物需要减量使用，避免使用肝毒性大的药物，可以选择主要经肾消除的药物，或肝肾双通道消除的药物。评价效益和风险后，可在密切监测肝功能的情况下，使用必要的药物。

（5）肾功能不全主要影响药物消除速率，禁用或慎用对肾脏有损害的药物，如必须使用，可严密监测肾功能。尽量选用肾外途径代谢和排泄的药物，若选用主要经肾排泄的药物，应根据肌酐清除率调整药物剂量。

以上只列出了常见的特殊人群，还有进行血液透析、实施连续性肾脏替代治疗（continuous renal replacement therapy，CRRT）等各种影响药动学过程的辅助治疗患者，需要药师综合患者的信息与实验室检查结果，查阅资料和文献给出最优的个体化药物治疗方案和监护方案。临床药师学员培训过程中，带教药师引导学员参与特殊患者用药指导临床实践，为学员提供获得最新药学知识的方法与途径。在能力允许的情况下，还可以向学员讲解特殊人群用药研究的方法，培养学员循证药学思维。

2. 缓和医疗药学服务　缓和医疗药学服务是从姑息治疗中衍生出来的一项药学服务，受过相关培训的临床药师可以改善临终关怀患者的药物管理。与面向其他患者的药学服务不同的是，在治疗全过程中实施，让患者保持良好的生理心理状态，预防和减轻各类药物不良反应，配合恶性疾病的治疗，以期延长患者的生存期，提高生活质量。缓和医疗药学服务的目标是提高患者在生命终末期的生活质量。

临床药师在多学科团队中向患者和医务人员提供药物信息，协作互助，提高药物使用的安全性和有效性。参考 2002 年美国卫生系统药师协会（American Society of Health-System Pharmacists，ASHP）发布的药师在缓和医疗药学服务中职责，结合我国的实际情况，临床药师在缓和医疗药学服务中的职责有以下五个方面。

（1）住院医嘱审核与药学监护。对患者的用药情况进行全面监护，保证用药方案的合理性、有效性和安全性。

（2）在姑息治疗多学科团队中开展合理用药知识宣教。提高医护人员安全用药意识，提高合理用药水平。

（3）开展药物经济学评价。从经济效益角度评价比较不同的药物治疗方案，为以后同类患者的治疗提供更多的参考依据。

（4）与药品管理部门建立并保持联络。临终患者会使用较多的麻醉和精神药品，药师对这些药品的使用、保存、管理、回收整个环节进行把控，确保符合相关法律法规。

（5）患者药历的建立与管理。通过信息化的手段记录患者药物治疗效果与日常药学监护等信息,掌握所有处方药和非处方药的实际用药情况,必要时对患者或家属进行用药教育,提高用药依从性。

临床药师培训过程中,带教药师需酌情培养学员药学服务相关的技能,以医疗机构的实际需要为出发点,结合不同的临床方向有选择地稳步开展适宜的缓和医疗药学服务。

二、临床药师师资人员教学能力要求

提高带教学员的药学服务能力是临床带教药师教学的最终目标。带教药师基于自己丰富的临床实践,应该深知自己的带教工作具有相当的难度与挑战性,对培训学员的未来可能产生较深远的影响,其复杂的教学内容包括药学专业技能、临床专业技能和与医、护、患的沟通能力等。而教学对象的学历、专业背景、工作经历各有所不同,教学环境也多种多样,从药房到床旁、从门诊到病区、从课堂到会场。一名优秀的带教药师不仅要拥有过硬的专业知识,更要能将相关教学内容进行类比,使不同层次的学员掌握教学内容。在教学过程中,带教药师还应不断反思自己的教学方法,增加教学的多样性,提高教学的有效性,逐渐形成完整的教学框架,及时对教学效果进行评估,对存在的问题和不足有持续改进措施,促进学员的不断进步。

(一)学习促进教学的理论知识

1. 教学前分析　尽管临床药师规范化培训有固定的培训大纲,但培训开始前带教药师应与所带教学员进行充分的沟通,有针对性地开展带教工作。比如,了解学员的教育背景;学员以前参加过哪些培训;学员此次培训前的工作经历;学员日常主要的工作内容;学员文献检索的能力;学员对此次培训的需求、期望和目标。了解这些之后,带教药师再结合统一的培训要求进行教学规划,尤其注意教学内容、教学方法及资源的使用。

2. 专业带教师资成长的指导性观点

(1)教师既要有教学经验,也要从经验中获取知识,这样才能更好地掌握教学技巧,提升带教能力。临床带教药师的带教过程也是提高专业技能和带教技能,实现自我成长的过程。当面对一项新的教学内容或一批新学员时,其教学知识和经验很大程度上决定了教学的成败。随着教学环境或内容方面的专业性不断提高,带教药师就能开始实施有效的教学技巧;而当学生不能掌握教学内容时,则会回过头去重新审视之前的教学方法,通过这个过程使自身的带教能力不断提高。

(2)专业教学需要将教学原理和教学内容相结合。美国斯坦福大学著名教育心理学家李·舒尔曼提出了关于学科教学知识(pedagogical content knowledge,PCK)的概念。舒尔曼提出真正的专业教学需要将教学原理和教学内容相结合(即如何根据教与学的目标转换教学内容)。PCK关注的是与教学内容相关概念的表现形式和方案,在临床药师的培训过程中,意味着优秀的带教药师能用最有效的方式为学生组织和传授教学内容。带教的过程应不断发展适合教学内容的方式,让教学内容更容易理解,比如类比、图示、举例、解释和现场演示等。

(3)通过反思使自己不断进步。美国著名的哲学家、教育学家和社会学家杜威提出了"反思性思维"的概念,例如面对复杂的教学情况时,比如遇到某位比较难教的学生,往往不容易找到教学方法,这时就需要进行专业反思来考虑和决定教学方式。在教学过程中要能提高自我反思的效率,带来新的想法或理解,周期性、持续性地反思整个教学过程。

(4)教学既是一门科学也是一门艺术。教学研究的先驱纳撒尼尔·盖奇提出了教学艺术性的科学基础。他指出实践性科学如教育、医学和工程学都同时包含了科学性和艺术性元素,这种科学基础表现为通过科学的方法发现并相互关联的很多变量,比如与教学相关的变量有阐述清晰、表达热情等,这些变量与其他变量之间的相互作用可以为改进教学提供指导。带教药师在带教过程中既要应用教学的科学性,同时也需要艺术性,比如根据学生的学术特征、情绪状态、师生关系等因素来艺术地判断什么时候以及如何批评、鼓励或要求自己的学员。

(5)教学的多样性常能提高教学效果。在培训带教的过程中,带教药师往往经常使用某些自己熟悉的教学方法或某种特定的教学原理,这妨碍了他们去实践新的行之有效的教学行为。此外,不要认为有"最好的"教学方法存在。建议采取一种开放性原则,提倡更多样性的教学行为和方法,以更好地适应所面对的复杂情况。

3. 在不同教学方法中应用教学框架　斯坦福教师培训中心开发出一种用来教学的教学框架,此框架背后所隐藏的教学原则适用于所有教学方法和不同的教学场景。同样,这种教学框架在某种意义上也是一种教学系统回顾。教学框架为教师提供了一种系统方法来反思教学过程中的不同方面,并且是一种有组织的反思过去、现在和未来的教学行为的方法。教学框架的范畴见表1-4。

表1-4　教学框架的范畴

范畴	正式定义	非正式定义
学习氛围	教学场景的基调和气氛,如是否具有激励性、学生是否能舒适地找出并解决自己的局限性	学生是否愿意待在那里学习

续表

范畴	正式定义	非正式定义
教学活动管理	通过教师的领导作用,影响教学互动的重点和节奏	教学活动是否有组织、有效率? 教师的领导作用对实现教学目标是否有效
目标沟通	建立并明确表达教师/学生对学习的期望	学生为什么到这里来学习
促进理解和记忆	教师能应用教学方法来解释教学内容;与学生互动,帮助学生理解和记忆	教师采用什么方法来促进学习
评估学生	教师基于教学目标来评价学生知识、能力和态度的过程	学生掌握了预期目标吗
向学生反馈	教师向学生提供关于学习表现信息,以改进他们的表现	学生是否知道教师是如何看待他们表现的
促进自学	自学是学生根据自身需求、目标和兴趣所激发的学习形式。这个范畴涉及教师利用教学方法,影响学生的动机及资源利用,进一步促进学生自学	学习是由学生自身动力驱使的吗

　　教学框架只能为理论上检验教学过程提供大致结构,但并不能处理教学的具体行为,尽管如此,一个用于分析的结构仍然能够明确需要反思的地方。当教学活动进展不顺利时,可以通过教学框架反思各个范畴,明确带教药师在教学方面有哪些待改进的地方,并为未来的教学活动有意识地选择行动方案。无论进行讲座、病例讨论、临床查房或者药学查房,都应当思考教学活动中的学习氛围是否既热烈又足够安全;学员是否理解教学目标;带教药师是否注意收集与学员表现相关的信息;学员是否获知带教药师所做出的评价;教学活动是否促进参与者不断地自我学习。

　　4. 带着教育环境的理念进行教学　　教育环境是医学教育的重要组成部分,探索教育环境对教学的影响以及教学活动对环境的影响,是一个很好的教学实践。

　　(1) 解决学生不当对待问题:学生不当对待(mistreatment)已成为教育环境中的重要关注点。对学生的身体或心理不当对待是教育环境存在问题的一种表现,这一问题迫切需要解决,这不仅是有效学习的潜在障碍,而且也会影响培训基地的声誉。

　　(2) 课程调整和教育环境:培训课程和形式的变化经常导致教育环境的改变。有的改变可能是有意的,比如更多的学生互动和合作,大班课改为有针对性的小班课等;但有些改变,比如带教投入时间的减少、突发变化、资源分配变化等可能会对教育环境产生不利的或意想不到的影响。

(3)教师行为:教师是教育环境中的一个重要组成部分,无论是整体还是个人。他们会在带教过程中对所带教学员产生广泛影响。带教药师是否能够创造一个激励性的教育环境对培训学员影响极大,比如选择一个对临床药师接受度高、合作愉快的病区作为带教病区;选择一个有趣的、自愿沟通的患者来进行药学查房;鼓励学员在临床实践中充分发挥自己的作用,以此培养他们极强的独立性和自主性,构建一个高效的、有参与感和归属感的工作环境。

(二)选择合适的教学策略和方法

临床常用教学方法有多种,如讲座、文献阅读、病例分析和讨论、演示、角色扮演、模拟练习、书写教学药历、自我评估等。常用教学策略有基于目标和结果的学习、以学员为中心的个体化学习、基于团队和小组的学习、基于问题的学习、跨专业的学习等。每一种策略和方法都各有优缺点及最适合的教学领域,在教学过程中,应考虑教学目标、可调配资源、学习环境,采用不同的教学策略、多种学习方法相结合,从课程目标到教学方法并不是从开始到结束的一条直线,更像螺旋上升的阶梯,通过评估不断地改善。

1. 基于目标和结果的学习

(1)需求分析:首先明确需要解决的临床问题、目前解决问题的方式方法、理论上正确的处理方式,了解目前的处理方式是否与临床相符,明确"做什么、是否需要做";针对学员,需要了解学员目前处在何种阶段(学历、在原单位所在工作内容和范围是什么)? 是否接触过临床药学相关培训? 学员目前理论知识水平如何? 是否进行过临床药学相关工作实践? 学员及其原单位对培训有什么样的期望或要求? 进行需求分析时的相关信息可以通过学习文献或者搜集专业网站获取,也可以直接通过向目标对象(学员、医生、护士、患者及其家属)做问卷调查、访谈收集相关信息。需求分析可以为制定教学目标、选择合适的教学方法、设计和评估教学方案提供依据,是教学实施前的必要准备。

(2)制定教学目标和内容:明确"谁来做、做什么、怎么做、做得怎么样"。在设定教学目标时可分为总体目标和具体目标。总体目标是比较宽泛和概括的总体预期,比如,学员在神经内科学习,应列出神经内科常见疾病的临床症状及药物治疗原则。具体目标需要具有针对性,符合总体目标或项目目标,在教学和学习过程中,还应设定过程目标(如考勤、参与性等)、结局目标(如满意度、自我能力评价、行为改变等),每个目标有不同的深度和层次,一般可将目标分为三大领域:认知领域、情感领域和动作技能领域,例如认知领域的教学目标包括知道、领会、应用、分析、综合、评价。控制教学目标的数量,可将多个相似的目标合并成一个,设置过多的目标可能会打击学员的积极性。描述教学目标时,要具有针对性,使其具有可实现和可评估性,不建议使用"知道""懂得"等宽泛用词,可使用"识别""列出""辨别""鉴别"等。

(3)选择适宜教学方法:临床常用多种教学方法,如讲座、文献阅读、病例讨论等,应根据需求分析,选择符合教学目标的教学方法。每种方法各有优缺点,在选择教学方法时,应考虑教学方法符合学习理论、与教学目标一致、多方法联合。如讲座,优点是易于组织、实行,可为新学员提供新知识所需的背景内容,可录像供反复学习,缺点是被动型、以教师为中心、"填鸭"式、学习积极性较差。改进方式是在讲课过程中设置问题,增加提问和讨论环节,提高学员参与度和学习效果。

2. 以学员为中心的个体化学习　在教学过程中,由以教师为中心逐步转变为以学生为中心的个体化教学,目的是培养学员掌握核心技能和适应不断变化新形势的能力,如临床决策、反思、沟通、换位思考等,增加学员的体验感,让学员在教学中承担更多的角色和工作,促进其积极学习、解决问题,而不仅仅是被动的接受者和模仿者。随着课程的进一步展开及学员掌握一定理论知识和学习方法后,可以选用更适合学员需要、发展阶段和情景的指导方法,提升学员的参与度,包括病例分析、病例讨论、多学科团队的学习、与医护和患者的沟通交流等。

作为教师,不仅是学习内容的专家,而应该是讨论和学习的协调者,并应保持观察和沉默,如果学员在学习和讨论过程中偏离了框架或者是遇到困难,应及时提醒学员要考虑的其他可能性,以确保学习和讨论在框架内正确方向上进行,在学习和讨论结束时,教师需要向学员做展示和总结。学员要承担学习和讨论过程中的领导角色。

教师可以通过苏格拉底式对话激发学员的积极性,使其澄清自己的理念、想法,使讨论的问题清晰,比如"对于不同文化背景的患者,在进行用药教育时,你的语言和方式方法应做出什么样的改变?""判断患者是否有颅内感染,应该监测哪些感染相关指标,观察哪些感染相关临床症状?"教师不应把结果和答案直接告诉学员,而是先向学员提出问题,让学员寻找答案并回答,如果学员回答错了,也不建议直接纠正,而是提出另外的问题引导学员思考,从而一步一步得出正确的结论。

在个体化教学过程中,应考虑学员的学习和工作经历、理论知识水平、实践经验、准备是否充分等影响因素,引导学员以正确的方式查找资料,确保信息来源的可靠性,以得到正确可靠的结论。

以学员为中心的个体化学习方式可以增加学员的好奇心,促进学员学习的积极性,鼓励学员更深入地学习,增强学员独立发现问题解决问题的能力,有利于终身学习能力的提高。

3. 基于团队和小组的学习　团队和小组学习是一直沿用的传统教学方法之一，学员每天不同程度地参与不同形式的小组学习中，如医学查房、药学查房、临床交接班、研讨会、病例讨论、临床会诊等，这些都是基于团队和小组学习的具体应用。

对带教药师而言，基于团队和小组的学习可以有助于教师对相关学习和教学话题的反思，促进其自身的成长，同时通过共同参与学习和讨论，缩短师生间的距离感，激发教师为患者服务和教学的兴趣。对于学员，当他们在小组中参与学习和讨论时，能观察和学习其他同学和带教药师解决问题的方法，不仅学到"如何做"，还可以学到"如何思考"。带教药师在准备和指导团队学习时，可以采取多种学习方法，主要有以下几种：

（1）主动学习：学员们在学习中常常显得比较被动，让其作为一个团队和小组成员参与共同学习，使学习内容与其自身知识水平相符，通过提出和回答问题、分享各自经验和信息等方式，提高学员学习主动性。比如在学员分享自己的病例时，提出小组其他成员关注的问题，并在一起讨论，明确哪些知识是自己已经知道的，哪些知识不明确或者未知，需要继续学习。针对不明确或者未知的知识，要求小组成员提出自我的学习目标，列出用于学习的资源列表，重新进行讨论，并对学习内容的质量和证据强度进行评估。团队成员一起学习可以促进学员的主动参与。

（2）合作学习：为20世纪70年代兴起于美国，并取得实质性进展的一种富有创意和实效的教学理论与策略。合作学习是小组在学习过程中存在共同目标和相互的交流，能增进学员间的情感交流，促进互相信任，提高凝聚力；在一起自由自主交流、讨论的和谐学习氛围，能激发学员学习的积极性，并有效发挥各自的学习潜能，提高学习效率，大家互相帮助、相互取长补短，使每个人都得到提高。

（3）批判性反思：反思是不同于直接认识的间接认识，批判性反思是学习者为了对事物有进一步的理解和判断而进行的深层次反思。批判性反思是一种有效的学习方法，能促进知识和技能的整合，有利于更深入的学习。在小组学习的最初，学员不能对讨论给出完整和正确的答案，随着小组学习和讨论的深入，带教药师应该鼓励学员反复推敲已经获得的信息。

（4）促进理论知识应用于临床：带教的核心是提高学生的能力和专业水平，将理论知识应用到临床实践。例如，让小组内各学员比较和对照各自关注的病例，症状体征相同而发病病因不同，药物治疗方案相似而治疗药物不同，可以帮助学员建立可用于临床实践的知识基础及思维方法。

思考题

1. 哪些方法可以促进学员练习掌握药学服务沟通技巧？

2. 发生药物相互作用的危险因素及临床对策包括哪些？

3. 临床药师带教过程中如何引导学员思考药物不良反应发生的机制？

4. 专业带教药师成长有哪些指导性观点？

5. 请思考基于病例讨论的教学方法，在实际应用中的优缺点是什么？应如何改进？

6. 带教药师在教学活动中如何通过提升学生参与度提高学习效果？

第二章

培训大纲

为规范和统一全国临床药师师资培训工作,提高培训质量,保障培训的科学性、合理性以及可操作性,根据全国临床药师规范化培训指导委员会专家共识,特制订本培训大纲。

一、培训目标

以培养具有专业水平与教学能力的临床药师带教师资为目标,全面提高师资的理论授课水平、教学组织能力、实践带教能力,进一步提升临床药学师资队伍建设水平。

临床药师在完成师资培训后,应达到如下目标:

1. 具备良好的职业道德。

2. 熟练应用药学伦理学。

3. 具备良好的心理素质。

4. 熟悉药物相关知识、药事法规等药学相关知识以及基础的临床医学知识。

5. 熟悉并能判断及处理药物不良反应。

6. 具备用药教育、用药咨询、合理用药宣传等药学服务与咨询能力。

7. 掌握与各类对象(医生、护士、患者、学员等)的沟通技巧。

8. 具备一定的科研能力。

9. 掌握理论及案例考核出题方法要点。

10. 掌握教学技巧,指导学员进行文献阅读报告、病例讨论、病例分析书写、药历书写等。

11. 灵活运用教学方法,指导学员开展药学查房、药学监护等临床实践,为患者制订合理的个体化用药方案。

二、培训对象

具有高等院校医药学专业全日制本科及以上学历,中级职称,从事临床药学工作满 5 年,在临床药师培训机构接受过规范化培训并取得一年期"临床药师培训证书"。

三、培训时间

全脱产培训 1 个月。全月实际工作(学习)日不得少于 4 周(160 学时),其中带教理论知识课≥40 学时,临床带教实践≥120 学时。

四、培训方式

(一)理论知识培训

1. 理论授课 理论授课≥40 学时,培训内容必须覆盖以下内容。

(1)师资人员基本素养:包括职业道德修养与药学伦理、医学人文精神、教育心理学、带教沟通技巧、教学方法与技巧等。

(2)药学理论知识教学要点:包括药物经济学、抗感染治疗、药源性疾病、个体化用药、药学信息服务等。

2. 阅读指导 由带教老师推荐课件以外的理论知识、基本技能、实践技能等内容,提出相应学习要求,师资学员进行自学。

3. 自主学习 通过查阅文献或指南的方式,师资学员根据临床实践需求学习各种疾病药物治疗的最新进展和临床实践指南的更新情况,并不断学习和探索创新的教学方法。

(二)临床带教实践

1. 药学查房 采用"角色互换,AB 角互评"的方式进行药学查房。两名师资学员分别担任 A 角(老师)和 B 角(学生),以临床问题为牵引、以真实病例为基础、以培养学员临床实践技能为目的,培养临床药师师资学员带教思维及带教水平。药学查房教学过程中,学员既担任 A 角又担任 B 角,以不同"角色"互相学习互相点评,使学员更加了解学生对老师的需求以及老师对学生的引导,强化师资学员带教思维及模式,提高其带教能力。

2. 文献阅读汇报 基于临床问题的医学信息检索与文献阅读报道,由药学带教老师引导师资学员发现药学问题,指导学员进行文献检索、文献阅读、文献整理及文献阅读报告。

3. 病例讨论 针对临床教学中发现的临床问题,指导学员筛选病例,分析病例,针对病例提出具体问题,引导学员提前准备,组织学员进行讨论。

4. 病例分析 以临床问题为牵引,对重点关注患者由药学带教老师引导师资学员分析病例,指导师资学员查阅文献,完成病例分析报告。

5. 药历书写及批改 以临床监护患者实际情况为依据,以实际药历书写中的问题为牵引,引导学员去思考书写药历的意义、目的、主要内容,通过深刻的思考理解并掌握药历书写的注意事项与内容。

6. 药物不良反应判断与防治 以实际临床发生不良反应为牵引,指导学员去正确判断、处理药物不良反应,掌握药学监护中不良反应的监护方法,同时了解不良反应上报流程以及不良反应监测的意义。

7. 个体化用药设计 通过对需要进行个体化用药设计的案例进行方案设定,指导学员为患者制订个体化用药方案。

8. 药学监护 结合临床实际监护患者,引导学员思考并掌握临床药师进行药学监护的作用、监护原则、监护步骤与监护重点,最终能够实际应用于临床工作中。

9. 药学咨询 通过为患者提供药学咨询服务,发现、了解自身在沟通交流、专业水平方面的欠缺,引导学员思考如何进行高质量、高效的药学咨询服务。指导学员对所在病区医护人员提供合理用药咨询服务,定期进行用药宣讲。

第三章

培训计划

第一节　带教理论知识培训要求与计划

带教理论知识课≥40学时。具体课程要求见表3-1。

表3-1　理论知识培训课程安排表

分类	内容	要求（学时）
临床药师师资人员基本素养	带教职业道德修养与药学伦理	2
	医学人文精神	2
	教育心理学	2
	带教沟通技巧	2
	教学方法与技巧	4
	学员学习风格评估与教学	2
药学理论知识教学要点	药物经济学	2
	抗感染治疗	2
	药源性疾病	2
	个体化用药	2
	药学信息服务	2
药学带教实践教学要点	药学查房	4
	理论及案例考核出题方法	2
	文献阅读汇报	2
	病例讨论	2
	病例分析	2
	药历书写及批改	2
	用药教育方式与内容	2

第二节　带教实践技能培训要求与计划

（一）师资学员培训要求

师资学员培训要求见表 3-2。

表 3-2　师资学员培训要求

分类	内容	要求
带教基本技能	带教沟通技巧	理论结合实践
	教学方法与技能	理论结合实践
	药学查房要素	理论结合实践
	药学伦理学	理论结合实践
	带教职业道德修养	理论结合实践
	教育心理学	理论结合实践
	学员学习风格评估与教学	理论结合实践
师资学员作业要求	批改教学药历（word）	2 份
	理论考核出题	1 份（115 道）
	案例考核出题	1 份（10 问）
	文献阅读报告评分表	1 份
	批改病例分析报告（word）	1 份
	病例讨论（PPT）	1 份
	病例讨论评分表	1 份
	AB 角互换教学分析报告及查房分析报告	≥8 份
	患者用药教育卡	≥4 份
	医生、护士满意度调查问卷	≥2 份
	患者 / 家属 / 监护人满意度调查问卷	≥2 份
	医嘱前置审核干预记录	≥3 份
	药品不良反应主动监测上报	≥3 份
	师资学员对培训的评估意见	1 份
	个人培训总结	1 份

（二）师资培训计划

临床带教实践≥120学时,临床带教实践技能培训计划见表3-3。各培训中心可根据具体情况适当调整计划。

表3-3　临床带教实践技能培训计划

时间	教学主题	要求
第一周	带教职业道德修养与药学伦理、医学人文精神、教育心理学、带教沟通技巧、带教教学方法与技能、学员学习风格评估与教学方法 药学查房、用药教育临床带教实践技能	第一次理论考试 1. 掌握带教职业道德修养、药学伦理、医学人文精神、教育心理学知识 2. 熟练掌握带教沟通技巧、学员学习风格评估与教学方法 3. 熟练掌握常用的教学方法与技能(如AB角互换教学、PBL等) 4. 熟练掌握药学查房、用药教育方法及内容 5. 作业要求:AB角互换教学分析报告及查房报告(2份)、患者用药教育卡(1份)
第二周	抗感染治疗、药物经济学 文献阅读报告、理论考核出题临床带教实践技能	1. 熟练掌握抗感染治疗、药物经济学教学核心及要点 2. 熟练掌握文献阅读报告、理论考核出题教学方法及要点 3. 作业要求:文献阅读报告评分表(1份)、理论考核出题(1份、115道)、AB角互换教学分析报告及查房报告(2份)、患者用药教育卡(1份)
第三周	药源性疾病、药学信息服务 药历书写、病例讨论、案例考核出题临床带教实践技能	1. 熟练掌握药源性疾病、药学信息服务教学核心及要点 2. 熟练掌握药历书写、病例讨论、案例考核出题教学方法及要点 3. 作业要求:批改教学药历(2份)、病例讨论(PPT、1份)、病例讨论评分表(1份)、案例考核出题(1份)、AB角互换教学分析报告及查房报告(2份)、患者用药教育卡(1份)
第四周	个体化用药 病例分析临床带教实践技能	1. 熟练掌握个体化用药教学核心及要点 2. 熟练掌握病例分析教学方法及要点 3. 作业要求:批改病例分析报告(word、1份)、AB角互换教学分析报告及查房报告(2份)、患者用药教育卡(1份)、药品不良反应主动监测上报(≥3份)、医嘱前置审核干预记录(≥3份)、医生及护士满意度调查问卷(≥2份)、患者/家属/监护人满意度调查问卷(≥2份)、师资学员对培训的评估意见(1份)、个人培训总结(1份) 第二次理论考试 结业考核(理论考核+教学技能PPT汇报+教学技能实践考核)

第四章

培训内容

第一节　　教学技能培训

一、建构主义学习理论与学员风格量表评估

（一）建构主义学习理论

1. 建构主义学习理论概况

（1）建构主义主张世界是客观存在的，但是对事物的理解却是由每个人自己决定的。不同的人由于原有经验不同，对同一事物会有不同理解。建构主义学习理论认为：学习引导学生从原有经验出发，生长（建构）起新的经验。

（2）建构主义与客观主义相对立，强调学习是积极主动的意义建构和社会互动过程。

2. 建构主义学习理论在师资培训中发挥的作用

（1）建构主义的教学观：教学不能无视学习者已有的知识经验，不能简单地、强硬地从外部对学习者实施知识的"填灌"，而是应该把学习者原有的知识经验作为新知识的生长点，引导学习者从原有的知识经验中，主动建构新的知识经验。教学不是知识的传递，而是知识的处理和转换。教师与学生、学生与学生之间，需要共同针对某些问题进行探索，并在探索的过程中相互交流和质疑。

（2）建构主义的目的：目的是要寻求适合于高级学习的教学途径。其中适合于高级学习的教学途径之一是随机通达教学（random access instruction）。随机通达教学认为，对同一内容的学习要在不同时间多次进行，每次的情境都是经过改组的，而且目的不同，分别着眼于问题的不同侧面。这种反复绝非为巩固知识技能而进行的简单重复，因为在各次学习的情境中会有互不重合的地方，而这将使学习者对概念知识获得新的理解。这种教学避免抽象

地谈概念的一般运用,而是把概念具体到一定的实例中,并与具体情境联系起来。每个概念的教学都要涵盖充分的实例(变式),分别用于说明不同方面的含义,而且各实例都可能同时涉及其他概念。在这种学习中,学习者可以形成对概念的多角度理解,并与具体情境联系起来,形成背景性经验。这种教学有利于学习者针对具体情境建构用于指引问题解决的图式。可以看出,这种思想与布鲁纳关于训练多样性的思想是一致的,是这种思想的深入发展。

需要做到:两个关键,即"学员为主体、教师为主导";三个转变,即"内容变问题、讲授变研讨、答案变行动";四个要素,即"情境、经验、协作、对话";五个原则,即"不给答案、设问探究、教师引导、师生平等、生生互动"。

(3)从被动学习到主动学习:学习者是学习的主体,教师是辅助者、引导者。知识不是被动地由教师灌输给学生,而是协作式学习。学习者获取的新知一定与旧有认知体系相联系,参见图4-1。

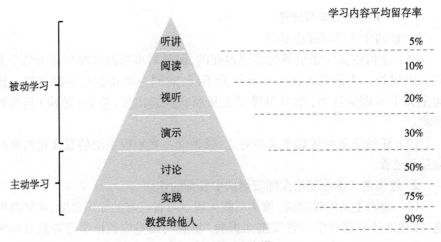

图4-1 学习金字塔

(二)学员风格量表评估

学习风格是学习者持续一贯的带有个性特征的学习方式,是学习策略和学习倾向的综合。学习风格具有三个特点:第一,强调学生偏好或经常使用的学习策略和学习倾向在学习风格概念中的核心地位;第二,强调学习风格具有稳定性,很少因学习内容、学习地点等因素的变化而变化;第三,学习风格具有个体差异性。

1. 学习方式

(1)具体经验:具体经验(concrete experience,CE)是学习者完全投入一种体验。其特点是:①强调感觉认知;②擅长与人交往;③依赖直觉的决策,处理非结构化情境;④注重人际关系,对生活持开放态度。

(2)反思观察:反思观察(reflective observation,RO)即学习者对已经历的体验加以思考。其特点是:①强调了解事实是什么,怎样发生;②擅长从不同角度看问题;③依赖思考和感觉形成自己想法;④注重耐心、公平、深思熟虑的判断。

(3)抽象概括:抽象概括(abstract conceptualization,AC)即学习者必须达到能理解所观察的内容,并吸收其使之成为合乎逻辑的概念。其特点是:①强调思考,而非感觉;②擅长逻辑、感觉;③依赖建立一般理论,科学地而非艺术地解决问题;④注重精确性,分析问题的严谨性,概念系统的完美。

(4)主动应用:主动应用(active experimentation,AE)即学习者要验证这些概念,并将它们运用到制定策略、解决问题之中去。其特点是:①强调实际应用,而非反思性理解;②擅长务实工作;③依赖积极行动处理问题,愿意冒险;④注重完成工作,达到目标。

2. 学习风格

(1)分散型——具体经验 + 反思观察

1)最大优势:擅长不同角度看情况,适应力强,将复杂关系理清晰。

2)解决问题的方法是观察而非行动,对人很感兴趣,具有想象力。

3)适合岗位:人事经理、专业顾问、管理专家。

(2)同化型——抽象概括 + 反思观察

1)最大优势:归纳推理,建立理论模型。

2)注重想法和抽象概念,不太注重人。

3)适合岗位:技术管理。

(3)集中型——抽象概括 + 主动应用

1)最大优势:解决问题,做决策的实际运用。

2)偏好处理技术性任务与问题,而不喜欢处理社会和人际问题。

3)适合岗位:工程师、技术专家。

(4)适应型——具体经验 + 主动应用

1)最大优势:付诸行动,实践计划,完成任务。

2)快速适应环境变化,善于利用他人信息解决问题,与人和睦相处。

3)适合岗位:领导、管理、市场。

3. 根据不同学习风格因材施教

(1)按风格施训:不同学习风格者偏重的学习能力不同,应按不同学习风格设计培训环节,最大限度兼顾四类学员兴趣与需求,努力达到培训收益最大化。比如,分散型善于观察具体情境,想象力和情感丰富,喜欢小组活动如"头脑风暴";适应型善于执行计划,喜欢与人合作完成学习任务;同化型则喜欢抽象的理论和逻辑思维,喜欢阅读和听讲座;集中型善于发现理论的实际用途,擅长实验室工作;又比如,男生比女生更偏向适应型学习风格(图 4-2)。

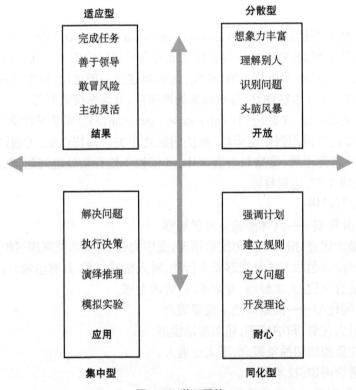

图 4-2　学习风格

（2）取长补短:教学实践中应针对学习风格差异采用不同的教学方式,弥补学员自身不擅长的学习行为;鼓励风格不同学员间的思维理念碰撞,相互激发,彼此欣赏,应该创造条件加强团队合作学习。

4. 学习风格量表　经验学习风格量表（Kolb learning styles inventory, KLSI）包括 12 个条目,各描述一种学习状况,后附 4 个针对该状况的选项,被试者针对自己的情况给每个选项 1~4 的赋分,4 表示和自己风格最接近,1 表示最不接近,每种状况下各选项赋分不可重复和漏填。将每种状况下对应次序的选项分数相加,得到 4 个总分,依据得分高低排序得出学习风格偏好情况(表 4-1)。

表 4-1　学习风格量表

序号	情境	选项 A	A 得分	选项 B	B 得分	选项 C	C 得分	选项 D	D 得分
1	当我学习时	我喜欢考虑自己的感受		我喜欢思考		我喜欢实际操作		我喜欢观察和聆听	
2	我学得最好的时候是当	我仔细聆听和观察时		我以逻辑思考时		我相信我的直觉时		我努力把事情做得好时	
3	当我学习时	我常常讲道理		我对事情很负责		我很安静、细心		我有强烈的感觉和反应	
4	我通过以下方式来学习	感觉		实践		观察		思考	
5	当我学习时	我接受新的经验		我会全面思考问题		我喜欢分析事情,将问题分解成更小的问题		我喜欢试着动手去做	
6	当我学习时	我是个观察型的人		我是个行动型的人		我是个直觉型的人		我是个逻辑型的人	
7	我从以下方式中学得最好	观察		个人关系		理性的理论		实验及实习	
8	当我学习时	我喜欢看到自己实践的成果		我喜欢观念和理论		我会在行动前充分准备		我觉得整个人都投入里面	
9	我学得最好的时候是当	我依靠自己的观察力时		我依靠自己的感觉时		我尝试做一些事情时		我依靠自己的想法时	

续表

序号	情境	选项 A	A得分	选项 B	B得分	选项 C	C得分	选项 D	D得分
10	当我学习时	我是个保守的人		我是个开放的人		我是个负责的人		我是个理智的人	
11	当我学习时	我很投入		我喜欢观察		我评估事物		我喜欢积极参与	
12	我学得最好的时候是当	分析想法时		接受别人的看法时		非常细心时		实际动手做时	

为学习风格打分表：

1A ___ + 2C ___ + 3D ___ + 4A ___ + 5A ___ + 6C ___ + 7B ___ + 8D ___ + 9B ___ + 10B ___ + 11A ___ + 12B ___ = CE 总计—具体经验"感觉"

1D ___ + 2A ___ + 3C ___ + 4C ___ + 5B ___ + 6A ___ + 7A ___ + 8C ___ + 9A ___ + 10A ___ + 11B ___ + 12C ___ = RO 总计—反思观察"观察"

1B ___ + 2B ___ + 3A ___ + 4D ___ + 5C ___ + 6D ___ + 7C ___ + 8B ___ + 9D ___ + 10D ___ + 11C ___ + 12A ___ = AC 总计—抽象概括"思考"

1C ___ + 2D ___ + 3B ___ + 4B ___ + 5D ___ + 6B ___ + 7D ___ + 8A ___ + 9C ___ + 10C ___ + 11D ___ + 12D ___ = AE 总计—主动应用"实践"

把每一个维度下的得分标记在图 4-3 上。把 4 个点连起来，形成一个类似风筝的图案。把你在 4 种学习方式（AC、CE、AE、RO）下的得分按下面的公式做减法，得到两个综合分数。参见图 4-4。

学习圈上 4 种学习方式的相对偏好。

你的综合分数会反映出哪种主要的学习风格最符合你。

AC-CE（信息获取维度上抽象或具体的偏好程度）=

AE-RO（信息处理维度上实践或反思的偏好程度）=

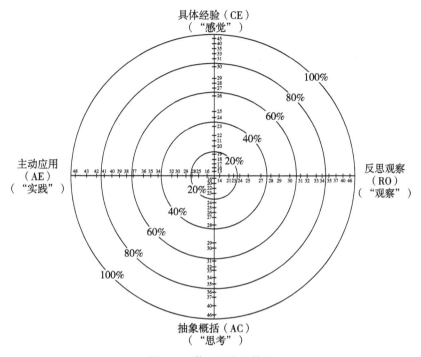

图 4-3 学习风格风筝图

（参考资料:《库伯 & 奥斯兰组织行为学》）

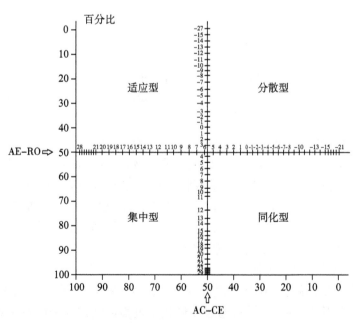

图 4-4 学习风格维度图

思考题

1. 建构主义的目的是什么？
2. 如何根据不同学习风格因材施教？
3. 如何应用学习风格量表进行打分评价？

二、培训过程常用技能方法

培训技能方法是教师在与学生进行教学中，为实现预期教学目标，在特定环境中运用的教学手段和技术。

（一）培训技能方法分类

医学培训技能方法源于实践，它是在医学教学实践工作中长期积累形成并发展起来的。在临床药师培训中，很多医学培训技能得到了应用，根据方法的教学思想、教学目标、教学主体等不同，分类也不一样。

1. 根据教学思想不同进行分类　可分为以培根唯物主义哲学为基础的实物教学法；以心理学发生认识论为基础的发现教学法；以心理学行为主义为基础的程序教学法；以马克思主义整体、联系和动态哲学观点为基础的最优化组合教学法等。

2. 根据教学目标不同进行分类　可分为以系统知识传授为主的方法，如讲授法、自学辅导法；以基本技能训练为主的方法，如直观教学法、实地参考法、实验法、临床见习法；以临床思维训练为主的方法，如床边教学法、临床诊断法、案例教学法、讨论式教学法；以综合素质训练为主的方法，如自主式教学法等。

3. 根据医学教学主体地位不同进行分类　可分为以教师为主体的注入式教学法；以师生共为主体，教师指导，学生探究等方式的发现式教学法；以教师为指导，学生为主体，学生独立按照教学设计程序，在教学机器上通过主动学习—反馈—改进等模式而获取知识技能的程序教学法等。

4. 其他分类方法　此外，可以根据课程特点不同分为以了解机制为特征的机能学科教学法和以了解和掌握临床技能诊治为特征的临床学科教学法等。或者根据技术手段不同分为以语言传授知识技能的方法，如传授法；以直观教具或现场场景传授知识技能的方法，如演示法；以现代教育技术或手段为特征的方法，模拟教学法、远程网络教学法等。

（二）培训方法的选择

培训方法是临床药师培训过程的灵魂，决定并影响培训教学的质量；而对培训方法恰当的选择是关键，通过促进教学过程最优化来保证教学效益。因而，培训方法的选择与优化十分重要。

1. 培训方法选择的影响因素　培训方法是教学活动过程中的重要环节，它的选择及作用的发挥受诸多因素影响。

（1）医学教学思想：由于每一种医学教学方法都源于其赖以存在的医学教学理论基础，如 PBL 是以建构主义教学理论为基础，每种方法都有其各自的教学思想，故其也必定受一定的教学思想影响。

（2）医学教育特征：医学教育特征是医学教学过程中体现出来的医学教育的特殊规律，主要表现为三方面，即医学教育目标的职业化、医学教学的整体性和医学教学的实践性，它决定和影响医学教学方法的选择。

（3）医学教学目标：医学教学目标是指医学教学活动所要达到的预期结果与标准，它规定了医学教学过程结束时教师和学生共同完成的医学教学任务，具体表现为医学生知识、能力和素质等方面的培养标准。

（4）医学教学主体：在医学教学活动中师生是双主体，其中教师是主导。教师主体的专业水平、性格气质、教学风格，学生主体的已有发展水平、气质性格、学习风格等都是影响医学教学方法选择的重要方面。师生主体的交互作用，可共同影响医学教学方法的选择。

（5）医学教学条件：医学教学条件包括外部条件（实习基地、教学基地等），内部条件（教学设备、图书馆等）和师资队伍等。

2. 培训方法选择的基本原则　根据具体实践过程中影响医学教学方法选择的因素和具体教学情境不同，培训方法的选择需要遵循实践性、差异性、整体优化等基本原则。

（1）实践性原则：教学实践过程中，由于具体的教学实践对象、教学条件、教学情境、教学目标与任务等不同，决定了不同方法的使用范围和效益。因此，教师应深刻把握医学教学方法的灵魂与核心，遵循实践出真知的原则，根据具体的教学实践情况，合理选用不同的培训方法。

（2）差异性原则：医学教学方法的多样化决定了培训方法选用的多样性。一方面，教学思想、教学目标、教学条件、教学技术手段等不同，不同情境下不同培训方法作用的发挥也存在差异。另一方面，教学对象不同，教学方法选用要求也会存在差异，需要因材施教。因此，教师必须综合考虑教学对象已有发展水平、教学内容、培养目标三者之间的融合性，从而灵活选用适宜的教学方法。

（3）整体优化原则：在具体的医学教学过程当中，由于教学任务与目标、教学对象等不同，为完满实现预定的医学教学目标，完成具体的医学教学任务，仅凭一种医学教学方法是不可能的，综合运用多种方法是医学教学的必然选择。因此，在具体教学实践中，教师应充分把握不同教学方法适应的条件与范围，发挥各种教学方法运用的优势，通过方法的优势互补，实现医学教学过程与医学教学方法的整体优化。

（三）常见的教学技能方法

1. 讲授法——以系统知识传授为目标

（1）定义：讲授法（lecture-based learning，LBL）即传统授课模式，是教师主要运用口头语言向学生进行示范、呈现、讲解和分析教学内容的教学方法。该方法以教师为主体，以讲课为中心，能系统地将药学学科知识以最高效的方式传授给学生，是应用最广泛且简单易行的药学教学方法。

（2）教学运用：讲授法比较适合应用于概念、原理、原则等比较抽象的理论性比较强的内容的教学，仍是目前高等医学院校应用最广泛的一种教学方法。讲授法优点明显，包括：①节约教学资源，LBL教学法多采取大班教学，有效地节省了教学人力资源；②传授知识具有准确性、系统性和连贯性，LBL教学法能充分发挥教师的主导地位，使教师对教授内容作全面、系统地分析讲解，以保证准确、系统、连贯地传授知识；③对学生基本能力要求较低，该方法以教师为主体，其授课质量、课堂氛围等主要依靠教师个人把握以配合大多数学生的接受能力等。讲授法也有自身的局限性，主要表现为：①易使学生产生"假知"，导致知识与能力的脱节；②易使学生产生依赖心理，不利于调动学生的主动性，阻碍学生独立性和创造性的培养等。

（3）基本原则

1）讲授目的的明确性。目的和任务明确是保证讲授按时有效完成的前提和基础。

2）讲授内容的科学性。传授给学生的知识、方法和观点必须科学准确，可适当介绍相关药学学科的发展前沿和学术动态，以激发学生的学习兴趣。

3）讲授方法的教育性。教师不仅要向学生传授专业知识，还要将医德修养教育融入课堂的讲授过程中，利用有限的时间达到教书育人目的。

4）讲授过程的合理性。课堂讲授是师生双方积极思维的过程，因此讲授过程的合理性安排是获得良好讲授效果的一个关键因素，包括教师教学思路的清晰性、教学环节的合理性、教学节奏的紧凑性、教学过程的条理性等。

5）讲授氛围的宽松性。医药学课程的理论枯燥，容易使课堂缺乏活力而陷入僵化。故而教师要积极调节课堂气氛，促进师生互动；注重医药学基础理论与临床实践的紧密结合，提高课堂讲授的趣味性，以实现课堂讲授氛围的宽松性，达到理想的教学效果。

（4）基本要求

1）讲授内容要有科学性、系统性、思想性。为达到上述要求，备课环节必不可少。备课是一种有序的系列思想活动，需要详细完整的思维纲目和科学合理的教学设计。具体要解决三方面的问题：其一，解决"教什么"的问题，即钻研教材,确定医学教学目标,把握教学重点、难点和基点;其二,解决"为谁而教"的问题,即了解学生基本特征和知识掌握水平,把握学生学习困难根源所在;其三,解决"怎样教"的问题,即合理安排医学教学进程与教学环节的时间分配、学习情境创设、医学教学方法选用、课堂提问设计、板书提纲设计及教学技术手段运用等。

2) 讲究讲授的策略与方式,需重点突出,层次分明,注意启发。保持学生注意力集中并激发其学习动机和兴趣是授课中的重要环节,称为导入。导入形式多种多样,如复习、设问谜语法、举例法、名言法、故事法、讨论等,但无论采用哪种导入法都必须遵循启发性、知识性、灵活性、趣味性等原则。

3) 讲究语言艺术。教师语言表达包括口语、书面语、体态语等多种形式,是教师向学生传递知识与情感交流的桥梁和工具,教师语言表达能力高低直接影响学生学习效果。因此,在课堂讲授过程中,教师的口语表达要准确严谨、简练明白、生动形象、有节奏感与幽默感;导语设计情趣盎然、提问设计要指向明确、答题评价恰到好处,真正实现课堂语言表达的逻辑性、针对性、启发性和形象性。

4) 恰当地运用板书。板书和现代教学媒体是医学教学的重要辅助手段。主次分明、层次清楚、提纲挈领的好板书能够强化知识的逻辑性、系统性,有助于提高学生的学习效果;而制作良好的 PPT 和其他现代教学媒体的合理应用,可增加内容的形象性和生动性,大大加强知识的直观性,有助于学生对知识的快速理解。因此,充分利用现代教育技术做好 PPT 演示和现代教学媒体应用是现代课堂教学必须掌握的重要教学技能,同时要处理好传统与现代教学技术手段合理选用的问题。

5) 与其他的教学方法配合使用。讲授过程中辅之以其他教学手段和方法,使与之讲授相互补充,克服讲授法的弱点。

2. AB 角互换

(1) 定义:AB 角互换,即师生角色互换,既是一种教学方法,又是一种教学理念。这种教师角色与学员角色互换的方式,改变了传统教学模式中以教师为中心的单向灌输、学生被动接受知识的局面。师生角色互换是一种素质教育要求的全新教育理念,传统教学中适时地进行师生角色互换有利于提高学生的自主学习能力、发散性思维和创新精神。

(2) 教学运用:所有临床实践技能授课环节采用"角色互换,AB 角互评"的互动式教学方法。2 名培训学员为一组,分 A、B 角,学员既担任老师 A 角又担任学生 B 角,每天互换角色,以临床问题为牵引、以真实病例为基础的教学方法,A、B 角学员通过病例筛选、提出问题、分析问题、解决问题等完成临床实践教学;以不同"角色"互相学习互相点评,使学员更加了解学生对老师的需求以及老师对学生的引导,强化学员带教思维及模式,提高其带教能力。一对 A、B 角选择一份住院病例。通过筛选住院病例,列查房提纲,药学查房,书写药学查房分析报告,A 角评价 B 角,师资带教老师评价 A 角,最后由 B 角书写用药教育,连续 3 天,每天师资带教老师进行查房分析报告点评。

（3）基本原则

1）调动学习积极性。合理选取教材中部分内容进行师生角色互换教学法,这使得学生心里有了明确的短期学习目标,从而能激发他们的学习动力。传统老师讲授、学生被动听的传统教学模式往往导致学生感觉上课枯燥无味、课堂气氛沉闷、难以调动学生学习的积极性和主动性。所以提高课堂教学质量是利用有效的教学方法尽可能地控制学生贪玩的本性、最大限度地激发学生学习的动力。AB 角互换这种教学法充分体现了学生的主体作用,激发了学生的学习兴趣,调动了学习积极主动性。

2）培养自主学习能力。AB 角互换教学过程中只有学生熟练掌握了知识要点,才能更好地讲授内容,这必然促使学生课前主动分析钻研教材、查阅相关资料。因此不仅激发了学生的潜能,而且培养了学生的自主学习能力。美国著名数学教育家 G. 波利亚曾明确指出:"学习任何东西,最好的途径是自己去发现。"AB 角互换教学模式为学生搭建了一个展现自己的平台,使学生能自己去探寻知识和方法,让学生在讲授的过程中真正掌握知识。师生角色互换中把课堂的主动权还给了学生,作为学习主体的学生,自然而然地主动去熟悉和刻苦钻研课本和全面而详细地备课及解决疑惑。

3）体验不同角色的职责。教学过程需要教师和学生共同参与,才能达到良好的教学效果。传统教学模式中教师高高在上扮演着权威者的角色,学生对教师产生敬畏和戒备心理,造成师生地位不平等。而新颖的教学理念 AB 角互换使教师和学生真正做到了换位思考,促进了师生间对于彼此的了解,增进了师生情谊,从而有利营造良好的课堂学习氛围、提高课堂教学效率。

（4）基本要求:AB 角互换,并不是机械地调换师生在课堂中所扮演的角色,教师作为组织者、促进者、引导者的角色非常重要。角色转变以后,扮演教师角色的学员并不是清闲的,而是积极地看,积极地听,真实地感受学生的所作所为、所思所想,随时掌握课堂中的各种情况,考虑下一步如何指导学生学习,使自己成为一个教育者与研究者的共同体。为此要做到以下几点:

1）给予心理支持:消除学生主讲的压力,创造良好的学习氛围,采用各种适当的方式,给学生以心理上的鼓舞。

2）精选授课内容:开展 AB 角互换教学,要挑选能够激发学生学习兴趣和探究热情的知识,最好是学生曾经接触过、有操作基础的部分作为学生讲解的内容,使教学更具可操作性;可提前布置讲授内容,把要讲授的内容安排好,让学生有充足的时间备课,做好上课的准备。

3)保证课堂效率:在课堂讲课的过程中,AB角互换教学,并不是整节课都让学生讲,而是穿插使用。在教学实践中,一般是让学生讲20分钟左右,然后根据学生讲课的情况,进行补充,避免出现漏洞和知识点讲授不清楚的情况。通过听课,了解学生的知识水平以及易懂和不易懂的内容,这样在补充教学内容的时候,就能准确把握知识点,直奔主题,提高课堂效率。

4)建立评价反馈:对学生的教学活动作出评价,只有这样才能让学生知道自己的问题所在,了解自身的优缺点,促进"AB角互换"教学模式的完善和发展。教学活动即将结束时,组织学生对本次教学内容进行分析,主要包括教学效果、教学设计、重难点把握和需要改进的方面。这个环节,不仅可促进教学质量的提高,同时也在讨论过程中拉近师生间的距离。

3. 以问题为导向教学法

(1)定义:以问题为导向的教学(problem-based learning,PBL),也称项目式教学法,是一种通过让学生展开一段时期的调研、探究,致力于用创新的方法或方案,解决一个复杂的问题、困难或者挑战,从而在这些真实的经历和体验中习得新知识和获取新技能的教学方法。与传统的以教师为中心的教学模式不同,PBL是以问题为导向、以学生为中心的教学方法。

(2)教学运用:PBL是于1969年由加拿大McMaster大学首创,随后在世界各国推广成为国际流行的教学模式和教学改革趋势。其表现形式有以下三种:

1)经典的PBL:通常由8~10名学生和1名教师组成小组,由教师引导学生围绕复杂且来自真实情境的病例,通过一段时间自我学习和调研(包括文献搜索、信息筛查、数据收集和分析、实验等)获取知识,培养自主学习和终身学习能力。基本教学程序为:①组建PBL小组(8~10名学生组成一组,并配1名教师);②提出问题(教师分发预先准备好的病例资料给学生,学生通过讨论提出一系列学习问题作为自主学习内容);③探索问题(学生对自己设定的问题进行研究探索和学习,通过查阅资料,或者与教师、同学讨论等方式来寻找问题答案);④汇报评价,解决问题(教师提供病例其他资料,学生整合信息并形成一个完整的知识框架,从而得出最终问题的答案);⑤反思(反思自己的学习态度、效率和成效,思考改进的方法,反思如何增进团队之间的有效合作,使小组在接下来的病例学习中发挥更大作用)。

2)与理论授课结合的综合性PBL:是以问题为导向而实施的一种比较简单的PBL,此PBL经常与理论课讲授混合在一起,形成综合性的PBL模式,广泛应用于医学课堂教学中。其基本教学程序表现为五个重点环节(又称五环说):建立学习小组、启动新问题、学生讨论、展示成果、自我反思与评价。

3)利用网络模拟医院的PBL:此类教学模式充分利用网络等现代化信息技术手段来实现PBL。其基本的教学程序如下:学生登录到网络医院,进入科室选择PBL病例(如腹痛待查、胸闷待查等);在网络医院中获取与病例相关的信息(如患者的现病史、既往史、体征等);讨论提出病例解决方案(未确诊病例提出诊断及检查思路并向教师反馈,一段时间后进入第二轮学习);测评(学生完成病例分析后进行测评)。

(3)教师角色

1)促进者:教师应营造开放的、相互信任的学习氛围,让每位学生都投入主动的学习之中,并设法保持整个学习过程的活跃性。讨论过程中不断鼓励学生分析、思考、交流及批判性评价,鼓励不同观点的表述,培养学生深入探究学习的习惯,最终成为独立、自主的学习者。

2)指导者:教师应通过开放性问题启发学生展开讨论的思路,鼓励其主动质疑错误概念或观点;当学生偏离学习方向时给予适当引导,加大学生对知识的理解和运用。

3)示范者:教师应适当提问与引导,以发挥示范作用,让学生体会分析问题、解决问题的思路,培养问题解决与发展临床思维能力;教师也应通过良好的行为对学生产生积极影响。

4)管理者:教师应控制和管理小组内部的人际互动关系,协调不和谐或低效率人际关系倾向,帮助学生建立信任与合作的相互关系,培养学生尊重他人的良好行为规范。

5)评价者:教师应适时对小组讨论的过程、学生的个体表现等做出客观而公正的评价,以公开坦诚为原则,给予具体而有建设性的反馈和建议;还应鼓励学生公正地评价自己和他人的表现,学会接受小组成员的批评意见,以利于自身的进步。

(4)基本原则

1)主体性原则:在教学过程中教师要始终把学生放在课堂的主体位置,尽量把时间留给学生,根据讨论进程进行适当的启发引导,使每一个学生都能积极参与并得到锻炼。学生通过对同一问题进行多种不同观点的比较、分析、推理、归纳、综合,建构知识的意义,在提出问题、分析问题、解决问题以及寻找答案的过程中获取知识、培养能力、提升素质。

2)过程性原则:在教学过程中,不仅要重视问题解决的结果,更要重视问题解决的过程,只有将结果和过程有机地结合起来,使学生通过对问题进行系统完整的分析、讨论、解决,才能促进自身临床思维和实践能力的不断提高。

3)开放性原则:PBL要取得良好的教学效果,必须在教学时间、教学空间、教学方法和教学评价等方面具有较大的开放性。通过师生之间、学生之间,课内课外的对话研讨、多向互动,促进学生把基础与临床及相关学科知识有机地联系起来,培养判断推理、辩证思维、沟通交流和团队协作的能力。

4)体验性原则:PBL模式强调学生的主动参与、亲身体验和内心感悟,这些体验和感悟将会内化为学生个人的品质、能力和经验,并给学生带来自信心和成就感。因此,在PBL过程中,教师的核心任务在于引导并促进学生成为积极的自主学习者。

(5)基本要求

1)合理设计病例:按照如下程序对PBL病例进行科学编写。①确定主题;②组建编写团队;③依据主题确定疾病;④列出主要学习目标;⑤编写病例,更新学习目标,安排病例故事情节;⑥定稿。

2)合理选用PBL形式:以学生掌握知识技能为主要教学目标,根据不同课程及教学内容灵活选用经典的、改良的、计算机网络辅助的各类PBL形式。例如,药理学课程可保留传统教学,选择其中具有临床实践意义的内容,采用改良的PBL模式;临床药学课程可采用经典PBL形式。

3)积极创设教学环境:教学环境包括物理环境、教育环境、人际关系环境、制度环境。其中,物理环境指教室、桌椅、学习用具等,是PBL的硬件,必须提供完善的硬件系统方能保障教学的基本要求。PBL作为一种开放式教育,更加需要一个透明的教育环境,即所有的学习目标、教学资源、教学资料、考查标准、教学安排信息等都必须公开,确保学生顺利完成学习任务。而良好人际关系环境的维持是保证PBL顺利进行的前提,因此PBL小组成员要学会相互尊重,尊重别人学习成果、生活习惯、兴趣爱好等。最后,PBL得以顺利开展还需要良好的教学制度作后盾。

4)规范化的师资培训:规范化的师资培训主要涵盖两个方面,一是促进教师观念转变,使教师体会PBL精髓;二是规范PBL师资培训内容,具体包括介绍PBL的基本理念、介绍PBL基本教学程序、介绍教师角色并示范基本技巧、介绍PBL教学评价策略、提供PBL教学观摩和实践机会等。

5)针对性的学习方法指导:在PBL实施之前应对学生进行培训,使其理解PBL的真实含义、学会有目的地提问、有效利用检索工具,在讨论中向学习目标靠拢等,激发学习兴趣、维持学习热情,积极参与和支持,从而使PBL能够得以有效实施。

6)有效的PBL效果评估:目前国内外多数院校常采用笔试、问卷调查、实践能力测试等综合评价方法对 PBL 效果进行评价。但 PBL 效果涉及领域极其广泛,应建立全面科学的量化考评与评价体系,探索长效评价机制以及对已毕业学生的追踪与随访。

4. 以病例为导向教学法

(1)定义:以病例为导向的教学(case based learning,CBL),其教学模式是将临床工作中的典型病例引入课堂,向学生提供具有代表性的临床情景,是引导学生利用已有的理论知识分析并解决实际问题的一种教学方法。

(2)教学运用:随着教学理念的改变,病例教学逐渐从被动的知识传授转变为病例导向的学习。在 CBL 教学中,教师选择具有教育意义和临床相关性的病例,向学生提供相关的病历、检查结果和其他临床信息。学生在小组或个人的学习环境中,通过研究和分析病例,进行讨论和交流,共同解决病例中的问题。

(3)基本原则

1)学生主导:学生在小组中扮演主导角色,自主学习、探索和讨论。

2)病例导向:教学紧密联系实际临床情境,通过分析和解决问题来促进学习,培养学生在实际环境中的应用能力。

(4)基本要求

1)严格的带教要求:指导教师需要有丰富的专业知识和教学经验,指导教师具有夯实的引导能力和教学的技能,不要接管整个病例,要给学生讨论的空间。

2)严格的临床训练要求:倡导以学生为中心的学习,鼓励学生综合运用多学科知识解决问题,培养学生临床推理和问题解决的能力。

5. 虚拟案例教学法

(1)定义:虚拟案例教学法是以高科技为基础,以模拟临床实际情况为前提,以实践教学、情景教学和一体化教学为特征,帮助学生进行问题诊断和解决方案的探索与学习,掌握临床基本技能的一种医学教学方法。

(2)教学运用:虚拟案例教学法利用计算机软件和虚拟现实技术,涵盖了多种类型的教学模型,如实物模拟、视频模拟、智能人模拟和虚拟触觉模拟。同时,在临床教学中,真实模拟患者也被广泛应用。近年我国逐步与国际接轨,陆续建立了临床技能中心等医学模拟教学基地,取得了令人满意的结果。

(3)基本要求

1)严格的带教要求:教师应具有丰富的临床经验和带教经验;制订详尽的教学计划和训练指导,确保教学内容系统完整、有针对性;积累并总结代表性病例,结合临床理论知识深入拓展;掌握各种教学模型的操作规程;善于设计训练过程,提高互动教学效果。

2)严格的学生临床技能训练要求:学生认真预习训练课内容,掌握相关理论知识;小组讨论制订训练计划,合理安排训练分工;课后反思、总结与巩固。

思考题:

1. 如何选择合适的培训方法?
2. 临床药师培训常用的教学技能方法包括哪些?

三、教学效果评估常用技能方法

评估是教学过程的重要步骤,需要精心的策划。严格的评估通常很复杂,需要讨论评估设计、评估工具的信度效度分析、数据分析、评估报告及伦理等问题。如果旨在教学成果的传播与发表,则需要思考教学研究的相关问题并咨询学校或医院的伦理委员会。本章节不具体讨论前面提到的有关评估的具体问题,而把教学评估分为过程性评估和终结性评估进行论述。

(一)过程性评估

过程性评估常指在教育干预过程中对学员的评估。此类评估有双重目的。首先,向学生和教师提供反馈以指导学习。其次,最新研究表明,评估行为本身就可创建学习,因此过程性评估是教育不可或缺的部分。此类评价有很多实例,除了最常用的阶段性笔试评估(written assessment)之外,基于工作场所的评估(workplace-based assessment)也是临床药师教学活动中重要的评估方法。这些方法通常需要某种形式的直接观察,然后进行评价并给予即时反馈。

教育专家认为在过去50年间,相当多的精力都投入到了终结性评估的发展中,尽管仍有大量工作要做,但现在许多针对医学知识、临床技能和其他能力的终结性评估方法容易获得。最近的重点转向了过程性评估,聚焦持续性和创造性学习。需要更好地理解如何构建和使用这类评价。过程性评估强调反馈,尤其是在工作场所,已开始有研究论证其有效性。

1. 笔试评估　笔试评估是教育中最广泛使用的评估方法,其受欢迎的部分原因是管理上的便利和经济适用。与许多其他方法相比,笔试评估易于组织实施且成本低廉,并能得出可靠的分数。

编写试题最重要的是质量控制,为确保笔试评估内容的高质量,确定试题的适宜性、课程目标与考试内容的契合度、试题分析的应用以及学生评论等都是控制评估质量的重要因素。确保试题措辞清晰明确,以免学生误读,确保问题答案要点明确,必须阐明正确和不正确的答案。

关于试题能测试什么,试题内容是最基本的,而试题格式却可以多样化。单选题、多选题、扩展性配伍题、论述题都可以作为笔试的常用题型。尽可能采取一个病例和一系列问题组成,由考生从题干中提取病例的重要信息,如患者性别、年龄、疾病状态、生理功能、药物过敏史等分析题目想要考察的知识点。

对于培训的不同阶段,试题难度应做相应的调整,比如入学 - 中期 - 毕业的笔试评估内容和难度设计上表现出一定的梯度递增。

2. 基于工作场所的评估　基于工作场所的评估强调系统地建立日常工作环境中的医疗从业者形象,具体评估在临床工作中与患者和同事沟通时所运用的专业技能和人际交往能力。

需要考虑教育效果对学生的影响,因为评估的方式不可避免地会影响学习策略选择。评估时间、评估结果和评估形式等因素都会影响学生的行为。通过学生与带教老师的互动实现即时反馈和反思性学习,与真实患者的互动和对患者治疗药物的全程化管理,评估教学过程中学生的临床实践能力及与患者沟通能力的提升效果。

3. 形成性评估　形成性评估(formative assessment)是通过诊断教育方案或计划、教育过程与活动中存在的问题,为正在进行的教学活动提供反馈信息,以提高实践中正在进行的教育活动质量的评估。

迷你临床演练评估(mini-CEX)和操作技能直接观察法(DOPS)两种形成性评估方法在临床医生教学工作中应用较成熟;由于临床药师培训中,操作技能培训较少,前者应作为师资人员的教学技能基本要求。

Mini-CEX 是 1995 年由美国内科资格审查委员会(ABIM)推出用来评估住院医师临床技能的一套具有教学和评估功能的工具。实施步骤包括:明确参与教学活动者,一位评估者、一位学员和一位共同诊治的患者;选择合适的时间和地点;在 15~20 分钟内学员对患者进行重点诊疗行为;评估者在直接观察学员与患者的互动后,给予评分,作出 5~10 分钟的反馈。

Mini-CEX 的考核具有随时、随地、随人的特点,强调及时反馈,注重形成性评价。其考核时间短,一般为 15~20 分钟;在药房、药学门诊、住院病区都可以进行考核;考核对象广泛,包括实习生、研究生、进修生等。学生在科室轮转期间,可与教师约定任一时间,在药师工作地点,由教师指定一位新或旧患者,在教师的观察下,学生执行医疗工作(包括药学问诊等,一般 15~20 分钟),教师通过 mini-CEX 量表记录评语,并当面给予即时反馈,让学生能够意识到不足,及时改进。Mini-CEX 量表册会跟随学生轮转到每个科室,都会有各个科室独具特色的考核内容和方式,教师和学生在这个过程中,都能够清晰地了解学生既往的知识水平、现有的不足和日后改进的重点,使教师的带教、学生的学习,都更加有的放矢。

Mini-CEX 的特点在于:它并非客观标准化考试,也非终结性考试,不能代替终结性考核;其目的重在教学,在教学的中期进行,因此分数并不重要,反馈才最重要。给学生多次的考核和即时的反馈,在多次的、短小的、临床实时的考核中,真正地评价学生的临床能力,并看到学生在学习过程中清晰的成长路径,教师更了解学生既往已有的水平,学生更了解自己应该努力的方向,促进教学双方的共同改进。

Mini-CEX 量表(表 4-2)由基本信息、评分项目、反馈记录三大部分组成,其评分项目包括医疗面谈、体格检查、沟通技能、临床判断、人文关怀、组织效能、整体表现共 7 项,每一项都有着详细的评分表具体要求。其评判采取 3 等 9 分制计分,1~3 级:学员该项表现未符合要求,4~6 级:学员该项表现基本符合要求,7~9 级:学员表现优秀。

表 4-2　Mini-CEX 量表

学员姓名:		年级:			专业:		
学员类型:□实习生　□研究生　□进修生　□临床药师培训学员　□临床药师师资培训学员							
教师类型:□高级职称　□中级职称　□初级职称							
患者姓名:		年龄:			性别:		
患者来源:□门诊患者　□住院患者　□新患者　□复诊患者							
诊断:							
病情严重程度:□轻　□中　□重							
诊治重点:□病史采集　□诊断　□治疗　□健康宣教							

评分项目	不适用 /未评量	各项考评结果							
		未符合要求			符合要求			表现优秀		
医疗面谈		1	2	3	4	5	6	7	8	9
体格检查										
沟通技能										
临床判断										

续表

人文关怀										
组织效能										
整体表现										

直接观察时间:_____分钟;反馈时间:_____分钟

教师对此次测评满意程度:

劣 □1 □2 □3 □4 □5 □6 □7 □8 □9 优

学员对此次测评满意程度:

劣 □1 □2 □3 □4 □5 □6 □7 □8 □9 优

教师的评语:

_____

(二)终结性评估

在某一段时间的学习结束时对学员的测试通常称为终结性评估。此类评估的目的是确定学员对所学的知识是否掌握。测试往往与某种决定相关联,因此通常是累积性的,表明学员是否已具备继续培训或实践的能力。

终结性评估的实例有:在单元/课程/学期结束时进行的考试、毕业/获取证书等所要参加的考试。此类测试在医学院校极为普遍,在临床药师培训终期,除了笔试、培训过程的文书档案评估,最常用的是组织专家对培训学员基于实际患者的问诊考核及典型案例的临床思维和药学服务考核等。

1. **基于实际患者的问诊考核** 考核考官直接观察临床药师与患者在实际临床接触中的表现,并对其问诊过程的表现打分并予以反馈,用于评估临床药师的职业素养、与患者及家属的沟通能力、对药物治疗的理解和对患者用药教育的能力。

然而,通过观察考生与真实患者接触时的表现来评分的测试方法所产生的分数容易产生偏差,因为患者不同和呈现出来的挑战不同,同时不同考官在评分的严格程度上也有差异。有条件的医院,也可以尝试使用一些标准化患者来尽量减少这些不期望出现的影响因素。

2. **典型案例考核** 这是临床药师培训结业考核的重要环节之一,培训学员抽取对应专业的典型案例,向考官汇报病例后,分别由临床医生和药学考官通过提问来检测培训学员对该病例的临床推理能力以及治疗用药的合理性评判。考官从不同方面进行评分,以勾勒出考生在这个培训周期中各方面预期能力的水平,包含临床思维能力和药学专业知识水平的评估。

一次案例考核通常需要20分钟的病例汇报和问答,这就需要带教老师选择合适的病例,这些病例必须有不同的复杂性和适当难易程度。

每种评估方法都有优缺点,需要使用多种评估方法相结合且不断地改进方法,才能对教学效果进行有效可信的评价,最大限度地发挥学习者的教育潜力,从不同角度展示临床岗位胜任力,促进临床药师专业能力及临床教学能力的提升。

3. 客观结构化临床考核　客观结构化临床考核(objective structured clinical examination,OSCE)是一种基于临场应对表现的考核方式,也可以理解为实景式角色演示。考官老师事先设计一系列的考站模拟不同的临床场景,测试学员现场反应,不仅考核学员对基础知识的掌握情况,还能全面观察和评估考生的沟通能力、表达能力以及解决问题的能力。

OSCE 自 1975 年被英国教授罗纳德·哈登(Ronald Harden)正式推出以来,广泛应用于临床医学生的考核。由于其对学员考核的客观性,OSCE 在各种临床相关专业中逐渐得到了认可和推广。英国皇家学会倡导将 OSCE 作为学习及考核药师胜任力的重要模式,这种新的临床考核方式在当下已成为全球医学和药学学生考核的黄金标准。

对于不同水平的考生,OSCE 有着多种用途,应根据学员特点灵活使用 OSCE 工具。对于参加临床药师规范化或师资培训的药师,在培训之初可通过 OSCE 了解学员基础水平,在培训结束时作为结业考试。OSCE 同样适用于有经验的药师,作为岗位晋升、绩效考评的工具。在考评之外,OSCE 更重要的作用在于发现差距和不足,从而实现持续学习和提升自我。

典型的 OSCE 考题应设置明确的考点,对于不同水平的考生,可通过考点的复杂程度和数量来调节难度。考试前,考官可根据题目明确考试细节,所需要的道具或处方等应提前准备,需要助考员配合的细节也应提前敲定,并进行演练,确保助考员的互动标准化,不应因主观因素造成差异。OSCE 案例主要由 12 个部分组成,案例框架详见表 4-3。一次 OSCE 考核通常为 10~15 分钟,具体考核流程如下。

(1)考生到达考站,准备考试 OSCE 考核。

(2)考官介绍题目背景,如助考身份、注意事项等。

(3)开始考核,并进行计时。

(4)考生与助考互动。必要时允许考生联系其他相关人员或查询资料。

(5)计时结束,完成该考站考核。

(6)根据考核时的表现进行现场点评,或待全部考核结束后集中点评。

(7)考生转入下一站 OSCE。

这里需要强调,完成考核并不是考评过程的结束,考核后的反馈对于考生极为重要,可帮助考生反思自己在考评中的优点与不足,以便进行后续的提升。因此,考官需要学员整个考试过程中仔细观察、聆听、记录和评分,然后基于学员在考试过程中的表现运用简洁精练的语言客观地指出学员的优点和不足,以帮助学员迅速地调整和改进。

表 4-3　OSCE 考核案例框架介绍

内容	简要说明
OSCE 题目	列出简要的案例名称
助考角色	列出案例所需的演员角色,比如医生、患者、护士等
适用考试对象	表示此案例可以适用的考评对象。共 5 类,分别是执业药师、家庭药师、医院药师、学生及药学管理人员,不同案例适用的考试对象可以为多个,由案例具体难易程度和内容决定
情景	描述案例的情景,引出需要解决的问题
参考答案	考生解决案例中的问题时,可供参考的在理想状态下的全过程
替代答案	考生解决情景中的问题,可以有其他可接受的解决方案,但假如考生直接请教资深药师或将问题转交给主管,则会减分
评分标准	一般每个案例可以设置 2~3 个主要考点,每个考点亦可细化为多个得分点。考生解决情境中的问题时,每做对 1 项得 1~3 分,一般总分为 10 分
考试时间	5~10 分钟,复杂案例不超过 15 分钟
不及格原因	考生做出此项列出的行为,则该考核案例得分为 0
解析	本案例考核相关的一些解题思路或注意事项
知识考点	药学基本知识和专业知识,以及具体药物相关知识点
技能考点	药师基本技能和专业技能,如沟通协调能力、药学咨询能力

Q 思考题:

1. 过程性评估有哪些常用的教学技能方法?
2. 终结性评估有哪些常用的教学技能方法?

第二节　　理论知识培训

一、药物经济学

👉 **教学目标**

1. 培养师资学员掌握药物经济学基本概念、研究目的及意义。
2. 培养师资学员了解药物经济学主要研究内容及评价方法。
3. 培养师资学员了解药物经济学相关研究指标的意义及运用。
4. 培养师资学员指导学员运用药物经济学原理制订药物治疗方案。
5. 培养师资学员指导学员在药事管理及临床药学中进行药物经济学实践。

👉 **教学流程**

以问题为导向的教学(PBL),强调药物经济学的临床应用。本节将理论知识与典型案例相结合,帮助学员掌握药物经济学基本原理及应用;经过开放式讨论对药物经济学在药事管理及临床药学中的应用形成共识;最后通过临床实践,达到融会贯通的目的。具体的教学流程如图4-5。

👉 **教学方法**

1. 理论知识结合虚拟案例教学　从基本概念、评价方法、研究步骤及临床应用4个方面讲述药物经济学的基本理论,并结合真实或改编案例具体分析不同药物经济学评价方法原理及适用范围,帮助学员建立药物经济学基本认知及临床思维。

2. 以临床应用为牵引的教学　通过典型案例分析药物经济学在药事管理及临床药学中的应用及意义,激发学员的学习兴趣,思考如何通过优化药物经济学因素,进一步促进临床合理用药及药学服务资源合理分配,提高药学服务质量。

3. "角色互换,AB角互评"的互动式教学　药学查房教学过程中,学员既担任老师A角又担任学生B角,以不同"角色"互相学习、互相点评,使学员更加了解学生对老师的需求以及老师对学生的引导,强化学员带教思维及模式,提高带教能力。

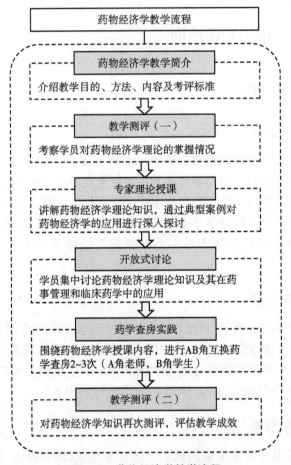

图 4-5　药物经济学教学流程

👉 **教学内容**

（一）教学测评

以问答题的形式围绕 5 项教学目标设计考题,考察学员对药物经济学理论知识及其临床应用的认知水平,由带教师资进行评分。

（二）理论知识授课及典型案例分析

1. 药物经济学的含义及研究内容　药物经济学是应用经济学、流行病学、决策学、生物统计学等多学科研究方法,识别、测量和比较不同药物、治疗方案及卫生服务项目的成本和产出,有效提高药物资源的配置和利用效率,在有限资源条件下最大限度满足药品可获得性与利用的学科。药物经济学研究的两大要素是成本(cost)和结果(outcome)。通过成本分析(cost analysis)和结果研究(outcome analysis),使有限的医药卫生资源在面对日益增长的健康需求时得以更合理而有效地利用。

在药物经济学中,成本指社会在实施某项卫生服务方案(药物治疗方案)的整个过程中所投入的全部财力资源、物质资源和人力资源的消耗。成本一般用货币值衡量。如在对某一种药物治疗方案的药物经济学评价中,成本是每一种治疗方案所消耗的平均医疗费用(检查费、药费、注射费、护理费、住院费、治疗费、药事服务费等)、相关非医疗费用(交通费、营养费等)及因治病导致的误工损失(少收入的工资)等的总和,通常可以分为直接成本、间接成本和隐性成本。

在药物经济学中,产出即所提供卫生服务(治疗方案)产生的结果,通常用效果、效用、效益作为衡量的指标。

效果(effectiveness):是指所关注的特定卫生服务(药物治疗方案)的临床结果,即一项干预措施在一定人群实施后,达到预期目标的程度。如人群健康的期望寿命,疾病的治愈率、好转率,细菌转阴率等。效果指标适用于成本 - 效果分析方法。

效用(utility):是指个人在占有、使用或消费某种产品和服务(接受药物治疗方案)过程中得到的快乐或满足。效用是一种主观结果,不同决策者对同一期望值各有其独特的看法或态度。效用指标往往适用于成本 - 效用分析方法。

效益(benefit):是指一项干预措施、卫生服务(药物治疗方案)实施后,在理想情况下产生有用结果的货币表现。在药物经济学中,效益即干预措施采取后相对于不采取任何措施所挽回的损失或节省的费用。具体来说,是在检查、诊断和治疗等资源消耗过程中被节约的资源。效益指标适用于成本 - 效益分析方法。

2. 药物经济学评价的主要方法　药物经济学的评价方法主要包括最小成本分析(cost-minimization analysis,CMA)、成本 - 效益分析(cost-benefit analysis,CBA)、成本 - 效果分析(cost-effectiveness analysis,CEA)和成本 - 效用分析(cost-utility analysis,CUA),应根据研究目的及临床结局表示方法的不同选择合适的分析方法。

(1)最小成本分析:是在结果完全相同的情况下比较两个或多个治疗方案间的成本差异。在证实临床结果相同的情况下,其成本最低的治疗方案是最理想的方案。

最小成本分析是以结果一致为前提的,因此,只适用于已知两种或多种治疗方案结果一致的情况。由于临床实践中,不同治疗方案之间往往难以达到治疗结果的完全等效,所以最小成本分析虽然简便易行,但适用受限。一般而言,最小成本分析常用于比较不同来源或不同剂型的同种药物成本差异,或比较已知能产生相同治疗效果的等效药物的成本差异。在实际运用中,只有首先证明两个或多个药物治疗方案所得结果之间的差异无统计学意义,方可应用此分析方法。

例如,三种感冒症状控制的药物均可在 24 小时内缓解症状,其规格、价格、用法等见表 4-4,那么选用哪种药物最好? 由于三种药物均可在 24 小时内缓解症状,因此,在预期效果一致的前提下,其成本分别为 2.5 元、0.52 元和 0.62 元。比较成本可知,在相同效果下,选用感冒清片最为理想。

表 4-4 三种感冒药的规格、价格、用法与成本计算

药品	规格	价格 / 元	用法	成本计算
复方盐酸伪麻黄碱缓释胶囊	10 片	12.61	一次 1 粒, q.12h.	$12.61 \div 10 \times 2 = 2.5$ 元
感冒清片	100 片	4.38	一次 3~4 片, t.i.d.	$4.38 \div 100 \times (4 \times 3) = 0.52$ 元
感冒通	24 片	2.46	一次 2 片, t.i.d.	$2.46 \div 24 \times (2 \times 3) = 0.62$ 元

(2)成本 - 效益分析:成本 - 效益分析(cost-benefit analysis,CBA)是将单个或多个药物治疗方案或其他干预措施所耗费的全部资源成本价值和由此产生的结果价值(效益)均以货币形态进行比较,进而对两个或多个可选择的医疗干预方案进行经济学评价。其特点是,成本和产出都用货币单位表示,并对货币化了的成本和产出进行综合分析,从而对不同选项进行优选的技术方法。

成本 - 效益分析方法是药物经济学评价中较为经典的一种方法,当待评价方案的结果可以用货币单位计量时,可以采用成本 - 效益分析方法。因此,与其他分析方法相比,成本 - 效益分析方法适用面很广,尤其适用于从全社会的视角出发评价方案的经济性,以及对单个方案进行评价(不需要与其他方案进行对照)。但是,其结果单位必须用货币值衡量的要求也在一定程度上限制了成本 - 效益分析方法的应用,很多药物治疗方案或药物决策的结果是非经济性的,如某些临床结果:血压降低的千帕数、细菌转阴率等,以及生命价值、健康状况、生活质量等,将这些结果转换成货币形式并非易事;另外,用货币衡量生命价值及质量往往也难以让人接受。

例如,某预防机构就采取何种措施预防小儿秋季腹泻进行成本 - 效益分析。假定如果不采取预防措施,秋季腹泻的发生率平均为 55%;发生腹泻后平均住院治疗费用为 1 600 元;每例患儿父母在治疗期间减少的平均收入为 1 000 元。分析过程见表 4-5。最终判断口服糖丸具有更高的成本 - 效益值,可采用它进行预防。

表 4-5　不同方案预防和治疗小儿秋季腹泻的成本 - 效益分析

项目	接种疫苗	预服糖丸
成本		
人均预防用药费用 / 元	120	50
不良反应发生率	15%	5%
每例不良反应治疗费用 / 元	200	100
人均不良反应治疗费用 / 元	30	5
人均总费用 / 元	150	55
效益		
预防给药后腹泻发生率	15%	35%
腹泻发生率减少百分比	40%	20%
可避免的平均工资损失 / 元	400	200
可避免的平均腹泻治疗费用 / 元	640	320
人均总效益 / 元	1 040	520
效益 - 成本比	6.9 : 1	9.5 : 1

（3）. 成本 - 效果分析：成本 - 效果分析（cost-effectiveness analysis，CEA）是药物经济学应用最早的评价方法之一，是一种用于对所有有治疗意义的，可供选择的治疗方案或干预措施的成本和效果进行鉴别、衡量和比较的方法，其目的在于通过分析寻找达到某一治疗效果时成本最低的治疗方案。它是分析和评价所有备选治疗方案的安全性、有效性和经济性的重要方法。成本 - 效果分析的特点是治疗结果采用临床指标，如抢救患者数、延长寿命、治愈率、预防并发症数量等。成本 - 效果分析的基本方法包括成本 - 效果比值法及额外成本与额外效果比值法两种。

成本 - 效果比值法（C/E 或 E/C）是成本 - 效果分析具有重要参考价值的非经济学指标，它通过衡量单位效果所花费的成本（C/E），如每延长寿命一年所需的费用、每治疗一例胃肠溃疡患者的费用、每确诊一种疾病的费用等，或每一货币单位所产生的效果（E/C），如每花费一元钱所获得的血压千帕下降数等，可对某些治疗方案做出评价。一般 C/E 值越低，即产生一份效果所需的费用越低，该方案的实施越有益。或者 E/C 值越大，即每一货币单位获得的效果越大，该方案越有益。

额外成本与额外效果比值法，也称增量成本 - 效果分析法。它是在两方案均可接受，也即两方案的成本 - 效果比值，即产生一份效果所需的平均费用相等或相近的情况下,结合额外成本(ΔC)与额外效果(ΔE)的比值,对方案进行评估的方法。一般额外成本与额外效果的比值($\Delta C/\Delta E$)越低,则表明产生一份额外效果所需的追加成本较低,该方案的实际意义越大。

从方法上看,成本-效果分析适合于安全性和有效性不同的治疗方案间的比较,只要治疗方案或干预措施可用相同的临床结果指标衡量,就可采用此法。因此成本-效果分析可用于比较不同的药物治疗方案,包括两种或多种不同的药物或同一药物的多种不同剂型;也可用于特定条件下对药物治疗与一种或多种非药物治疗方案进行比较。由于成本-效果分析的目的在于寻找将成本与效果进行最佳结合的方案,因此,在进行药物研制和药物治疗决策时,常采用此方法。如药品生产企业在研制新药时,常需评估药物在成本或效果方面的竞争优势,以减少风险。成本-效果分析法可以帮助生产者明确待开发药物适应证的社会成本和个人成本,现有药物或治疗方案的成本与效果,疾病和现有药物方案对患者生活质量的影响等,从而减小不确定性。

例如,一项三种方案治疗泌尿生殖系统感染的成本-效果分析的研究中,将纳入研究的泌尿外科门诊患者 96 例随机分为 3 组,A 组,克拉霉素,p.o. 250mg,b.i.d.,连续 7 天;B 组,罗红霉素,p.o. 150mg,b.i.d.,连续 7 天;C 组,阿莫西林,p.o. 500mg t.i.d.,连续 7 天。效果指标包括临床疗效及细菌清除两方面,A、B、C 三组治疗方案临床疗效分别为 83.33%、79.31% 及 80.65%。所有费用均按当年的价格计算。所有药物均为口服,不影响正常的劳动和工资收入,故间接费用为 0。总成本 = 检查成本 + 药物成本。检查成本:每个病例均按接受尿常规检查(8 元 / 次)和病原菌检测(28 元 / 次),检查成本 =72 元。药物成本:A 组 6.57 元 /250mg,药物成本 =6.57 × 2 × 7=91.98 元;B 组 3.28 元 /150mg,药物成本 =3.28 × 2 × 7=45.92 元;C 组 0.37 元 /250mg,药物成本 =0.37 × 6 × 7=15.54 元。成本-效果分析结果见表 4-6。

表 4-6 三种治疗方案成本 - 效果分析

治疗方案	总有效率 /%	总费用 / 元	成本 - 效果比 (C/E)	增长的成本 - 效果比 ($\Delta C/\Delta E$)
A	83.33	163.98	1.97	28.52
B	79.31	117.92	1.49	−22.67
C	80.65	87.54	1.09	—

由总有效率可见,A 方案是三种治疗方案中疗效最好,但成本最高,且在 C 方案的基础上每增加一个效果,却要付出 28.52 元。B 方案与 C 方案相比

较,成本高,疗效低。C方案与A方案的临床疗效及细菌学疗效无显著性差异,且成本最低,故从药物经济学方面考虑,建议C方案为最佳治疗方案。

（4）成本-效用分析:成本-效用分析（cost-utility analysis,CUA）是成本效果分析的一种发展,与成本-效果分析不同的是,其结果是以社会效益来衡量的,是综合考虑治疗效果、患者的满意度,以及生活质量的提高等多种健康效用指标而进行的一种分析方法。成本-效用分析的结果是健康效用,与成本-效果分析中采用延长寿命、细菌转阴率等客观的临床结果指标不同,健康效用需考虑生活质量,采用的是一种反映疼痛减轻、精神好转、生活质量提高等主观衡量指标,如生活质量调整年。

通过对治疗方案临床结果、生活质量和社会效益的评价,成本-效用分析能够全面分析医疗保健服务的功效,具有其他分析方法不具备的优点。但由于效用是一个主观指标,度量效用具有一定难度,而且目前对效用值测量可靠性的评价还没有建立完善的标准,因此,成本-效用分析应用受到一定限制。目前的药物经济学评价中,在以下几种情况中往往需要运用成本-效用分析:

1）对可延长生命,但伴有严重副作用的治疗方案的评价,如对癌症治疗方案的评价。

2）对不影响死亡率,但会影响发病率和生活质量的治疗方案的评价,如对关节炎、青光眼的预防或治疗方案的评价。

3）对有广泛潜在结果的卫生干预计划的评价。如推广脐带血保存计划以防治白血病的可行性评价。

例如对两种抗肿瘤药物治疗方案进行评价时,方案A的人均延长寿命为3年,方案B的人均延长寿命为5年。但方案A治疗后所达到的人均生活质量指数为0.5,方案B治疗后的生活质量指数为0.25（假设完全健康人的生活质量指数为1）。如果用成本-效果分析方法,得到的结果见表4-7。

表4-7　两种药物治疗方案的成本-效果分析

	方案A	方案B
成本:总费用/元	15 000	18 000
效果:延长寿命/年	3	5
成本-效果比/(元/年)	5 000	3 600

由表4-7可知,每延长一年的寿命,方案B所需的费用（3 600元）较方案A低（5 000元）,因此,方案B具有更高的应用价值。但是,很多疾病,如精神

疾病、肿瘤、慢性疾病的治疗,人们往往更关注生存或者生活质量的改善,而不仅是单纯的生理寿命年的延长。在本例中,如果考虑到患者在治疗后的生活质量,就需要用健康效用值作为结果,将患者治疗后的生活质量指数与延长的生理寿命年相乘,得到生活质量调整年,即与治疗后患者的生存年相当的完全健康生活年。以此指标进行成本 - 效用分析,结果见表4-8。结果表明,如果考虑患者治疗后的生活质量,A方案获得一个完整生活质量调整年所花费的费用(10 000元)比B方案更少(14 400元)。因此,从效用角度考虑,A方案才是最佳方案。

表 4-8 两种药物治疗方案的成本 - 效用分析

	方案 A	方案 B
成本:总费用 / 元	15 000	18 000
延长的生命年	3	5
生活质量指数 / 年	0.5	0.25
效用:生活质量调整年(QALYs,年)	1.5	1.25
成本 - 效用比 /(元 / 年)	10 000	14 400

3. 药物经济学评价的基本步骤

(1)确定研究目的:药物经济学研究目的一般是评价某种药物或治疗方案在治疗、预防、保健某种疾病中的经济学效果,研究目的要明确且具有可行性。

(2)明确研究对象:药物经济学关注的对象是药物治疗方案所针对疾病的整个人群,需根据纳入标准和排除标准明确目标人群。样本的选择必须具有代表性,使研究结果能够推广适用于研究总体,保证研究结论的可靠性;其次,选择样本时要保证抽样的随机性,常采用的抽样方法包括单纯随机抽样、分层抽样、系统抽样等;并且应根据研究设计类型和资料类型,用统计学公式计算所需的样本量。

(3)确定备选分析方法:最终采用哪种分析方法进行药物经济学评价,需要对成本、结果值进行测量和分析后才能确定,但在研究设计时应根据研究实际情况提出备选分析方法,据此确定观察指标和资料收集方法。

(4)确定观察指标:观察指标包括成本测算指标和结果衡量指标。成本测算时,应首先列出与实施干预措施相关的资源项目,明确评价项目的计量单位,再根据该计量单位来测算消耗的资源数量。成本的计量单位可以是比较宏观的,如一年就诊、一次住院、一次门诊等单位;也可以是比较微观的,如一片药品、一次注射、一次护理等。在数据可得的情况下,应尽可能使用微观的计量单位。其好处是:一方面可以详细地考察成本数据的构成及其合理性;另一方面,即使在不同地区采用了不同的治疗方案并且价格有所差异,如果采用微观计量单位,也可以通过数据调整,使得不同地区的成本数据具有可比性。在进行成本测量时,应优先推荐使用基于中国人群的基础数据,若无法获得基于中国人群的基础数据,则应对来自国外的数据进行校正,使其适用于中国人群。

结果指标即产出包括用货币计量的效益、用各种临床效果的指标或用治疗方案带来的效用等,应考虑采用哪些临床指标能够最有效地鉴别结果,是否需采用主观指标,包括哪些项目等。

(5)设立适当的对照:为更明确评价某一药物治疗方案的经济学效果,最好设立适当的对照组。对照的选择应尽可能采用适应证相同的标准治疗方案或常规治疗方案。如果某些疾病目前无有效治疗方案或不建议干预,可与安慰剂进行比较,但需阐述合理性。如果为单臂研究,可考虑使用真实世界的标准治疗作为对照。采用抽签法或随机数字表法等将样本随机分配入实验组和对照组。

(6)确定研究设计:研究方案的设计按照不同时间及方式,可以分为前瞻性研究(包括前瞻性试验研究和前瞻性观察研究)、回顾性队列研究、混合研究;按照不同的数据来源可以分为文献资料、数据库、医院病历记录等;按照是否可以模拟,可以分为模型研究和非模型研究。一般回顾性研究较易收集资料,前瞻性研究对药物治疗实践较有指导意义,但难度较大,可根据研究需要和可操作性选择资料收集方法。

(7)确定评价方法并实施研究:根据研究人群、研究角度、干预方案中措施的特点、数据的计量形式、评价目的和用途、具体评价指标选择评价方法。一般情况下,可以优先使用传统的评价方法,对于更为复杂的干预方案和治疗措施,可以采用决策树和马尔可夫模型分析法、不确定性分析法、敏感性分析法等进行进一步评价。在具体的评价过程中,可以采用单一的方法进行评价,得出结论;但往往需要采用多种方法联合评价,形成全面立体的评价体系,从不同角度出发,得出相互补充的、一致性的客观结论。

(8)明确研究进度和经费预算:药物经济学研究设计应制定切实可行的研究进度,以及各阶段预期成果,进行经费预算,并明确财力支持、研究人员、模型软件等研究条件的保障方式。

4. 药物经济学在药事管理及临床药学中的应用 药物经济学通过研究医药领域有关药物资源利用的经济问题和经济规律,提高药物资源的配置和利用效率,从而以有限的药物资源实现健康状况最大限度改善和提高。其在药品遴选、新药研发、药品定价及医院药事管理中均有重要作用,作为临床药师尤其应关注如何应用药物经济学原理促进临床合理用药。

(1)制定医院处方集:通过对常见病、多发病药物治疗方案的药物经济学进行比较,筛选出成本-效果好的药物,管理者尽可能将其纳入医院处方集中,使进口药品和国产药品保持在合适的比例,规范医生的用药行为,防止不合理用药的现象,控制药占比。

(2)优化医院药学服务:随着医疗制度改革的深入,医院药学人员的职能逐渐转化为"以患者为中心""以合理用药为核心"的临床药学服务,从注重"药品"的管理转向注重"患者"的合理用药管理。药师要直接为患者提供用药咨询,参与药物治疗方案的制订;监护用药后的疗效、不良反应和相互作用;开展药品临床应用综合评价,保证药物治疗安全、有效、经济、合理,最大限度地降低卫生资源的消耗,使药物治疗发挥最好的价值效应。

(3)协助临床合理用药:药物经济学可为临床合理用药和制订科学的治疗方案提供决策依据。对于临床药物治疗方案的评价,只考虑效果,不顾成本消耗是不可取的,只考虑成本,不考虑效果是无意义的,关键在于成本与效果的权衡。在多个治疗方案中,一个治疗方案即使成本较高,但临床效果显著,仍不失为好的治疗方案。成本-效果最佳的治疗方案未必是实现特定治疗目标费用最低的。

(4)指导患者合理使用药品:药师可以利用成本-效益分析、成本-效用分析比较药物间及药物与其他医疗措施之间的经济效果,在保证药物治疗安全、高效的基础上,通过药物经济学评价,对同一药物的不同来源(国产、进口)、不同剂型、不同给药途径,同类药物的不同品种及不同药物配伍方案等进行比较分析,从中选择比较合理的药疗方案,最大限度使用药者使用质价比最好的药品,有效降低治疗成本。

(5)开展治疗药物监测:由于药物剂量和药理作用强度间的关系存在着个体差异,治疗药物监测(TDM)可提供给患者最佳用药方案参考,以最合适的剂量,降低药品费用,充分发挥药物的作用,减少不良反应,提高药物治疗的价值效应。同时,TDM也需要成本,并非患者服用的所有药物均需要进行TDM。对TDM进行成本-效益分析,确定需开展TDM的药物和患者人群,有助于有效降低治疗成本。

(三)开放式讨论

师资学员针对理论授课环节的主要内容逐一讨论,对药物经济学理论及其在临床药事管理中的应用形成共识。

（四）临床实践教学

采用"角色互换，AB 角互评"的互动式教学方法，2 名培训学员为一组，分 A、B 角（A 角为老师，B 角为学员），一对 A、B 角筛选一份住院病例，从药物经济学角度分析药物治疗相关问题，列查房提纲，药学查房，书写药学查房分析报告，A 角评价 B 角，师资带教老师评价 A 角，最后由 B 角书写用药教育，师资带教老师进行查房分析报告点评。AB 角互换，重复上述过程 2~3 次。

（五）教学内容再次测评和教学质量评估

针对教学目标进行再次测评，由带教老师评分，与第一次测评成绩对比得出进步度，并由学员对本周的学习进行教学质量评估，针对问题不断改进。

思考题：

1. 如何让学员更好地理解药物经济学不同评价方法的适用范围？

2. 如何引导学员在临床实践中运用药物经济学的原理和方法提升药学服务质量？

二、抗感染治疗

教学目标

1. 培养师资学员指导学员掌握临床常见感染性疾病的临床诊断和治疗原则。

2. 培养师资学员指导学员掌握常见抗感染药物的药理学知识，以及临床应用的基本原则。

3. 培养师资学员通过床旁实践教学，指导学员建立抗感染治疗的临床思维，培养其具备指导临床合理使用抗感染药物的能力。

教学流程

抗感染治疗教学流程（图 4-6）分为六个步骤。

第一步：进行抗感染治疗教学内容的介绍，介绍教学目标、方法、内容及考评标准。

第二步：进行第一次教学测评，考察学员对抗感染治疗的理论掌握情况。

第三步：进行抗感染治疗理论知识的教学。

第四步：结合临床案例进行带教，通过分析真实的病例，指导学员建立抗感染治疗的临床思维。

第五步：药学查房实践，培养学员指导临床合理使用抗感染药物的能力，进行 AB 角互换药学查房 4 次 / 周（A 角老师，B 角学生）。

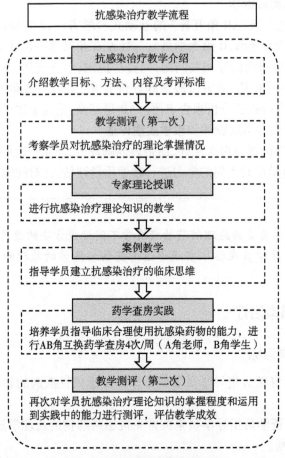

图 4-6 抗感染治疗教学流程

第六步:进行第二次教学测评,再次对学员抗感染治疗理论知识的掌握程度和运用到实践中的能力进行测评,并且对学员在病区的学习情况进行医护患满意度测评,评估教学成效。

👉 **教学方法**

1. 以临床问题为牵引的教学 强调从临床实际入手,师资学员应激发学员的学习兴趣,结合临床实际病例,一方面培养学员针对性地运用抗感染治疗理论知识,另一方面引导学员建立临床思维,培养临床实践能力。

2. “角色互换,AB 角互评”的互动式教学 在抗感染治疗药学查房教学过程中,师资学员既担任老师 A 角又担任学生 B 角,以不同“角色”互换学习,使师资学员更加了解学生对老师的需求以及老师对学生的引导,强化学员带教思维及模式,提高其带教能力。

3. **AB 角临床实践技能质量评价标准** 根据抗感染治疗教学和 AB 角药学查房教学目标,建立抗感染治疗的 AB 角临床实践技能质量评估表,保证每一个教学环节都有标准、有规范、可量化,加强药学查房教学质量控制。

☞ **教学内容**

(一)教学测评

围绕抗感染治疗教学目标设计考题,题型可包括单选题、多选题、配伍选择题、案例分析题等,重点围绕抗感染药物相关理论知识,由带教师资进行评分,评估学员对相关理论知识的掌握程度。

(二)理论授课

1. **抗感染药物定义** 抗感染药物是指用以治疗病原体(病毒、衣原体、支原体、立克次体、细菌、螺旋体、真菌、蠕虫等)所致感染的各种药物,主要包括抗细菌药物、抗真菌药物、抗病毒药物及抗寄生虫药物等,其中,抗细菌药物、抗真菌药物又合称抗菌药物。

(1)抗细菌药物:抗细菌药物包括青霉素类、头孢菌素类、头霉素类、酶抑制剂复合制剂、碳青霉烯类、氨基糖苷类、喹诺酮类、大环内酯类、林可霉素类、糖肽类、四环素类以及甘氨酰环素类、氯霉素类以及硝基咪唑类等。

(2)抗真菌药物:抗真菌药物包括两性霉素 B、氟胞嘧啶、吡咯类以及棘白菌素类等。

(3)抗病毒药物:抗病毒药物包括阿昔洛韦和伐昔洛韦、喷昔洛韦和泛昔洛韦、利巴韦林、膦甲酸钠、干扰素、核苷类抗乙肝病毒药物等。

(4)抗寄生虫药物:抗寄生虫药物包括氯喹、青蒿素及其衍生物、吡喹酮、阿苯达唑、甲苯达唑、左旋咪唑以及乙胺嗪等。

2. **抗感染药物的合理应用** 正确合理应用抗感染药物是提高疗效、降低不良反应发生率以及延缓抗感染药物耐药性发生的关键。合理应用包括应用于正确的适应证,药物品种、给药方案以及疗程合理等。抗感染药物的治疗性应用是指临床确立感染疾病的诊断后所进行的病原体针对性治疗。临床进行抗感染药物的治疗性应用时,应注意:①明确临床与病原学诊断,严格掌握抗感染药物应用指征;②开始抗感染经验治疗,力求目标治疗;③选择抗感染药物应综合其活性、药动学特点和不良反应等特性;④根据患者的生理、病理状态给药;⑤制订恰当的给药方案;⑥严格抗感染药物的联合用药指征;⑦及时评估抗感染治疗的疗效,即患者对治疗的反应,包括临床症状、体征和相关检查结果的变化,并根据疗效评估调整治疗方案;⑧抗感染药物疗程因感染部位、病灶范围、病原体、患者不同而异,一般宜用至体温正常、症状消退后

72~96 小时,有局部病灶者需用药至感染灶得到控制或完全消散。血流感染、感染性心内膜炎、化脓性脑膜炎、伤寒、布鲁菌病、骨髓炎、B 组链球菌咽炎和扁桃体炎、侵袭性真菌病、结核病等需较长的疗程方能彻底治愈,以减少或防止复发。

必须强调病原体针对性治疗是临床抗感染综合治疗不可或缺的关键措施之一,此外,纠正感染易患因素、治疗基础疾病、感染局部引流与清创、对症即支持治疗改善全身情况,也是抗感染治疗的重要手段,不可偏废。

抗菌药物的预防性应用是为了预防特定病原菌所致的或特定人群可能发生的感染,以及用于预防手术部位感染,包括浅表伤口感染、深部切开感染和手术所涉及的器官 / 腔隙感染,但不包括与手术无直接关系的、术后可能发生的其他部位感染。

非手术患者抗菌药物的预防性应用一般用于尚无细菌感染征象但暴露于致病菌感染的高危人群。预防用药适应证和抗菌药物选择应基于循证医学证据。应针对一种或两种最可能的细菌感染进行预防用药,不宜盲目地选用广谱抗菌药或多药联合预防多种细菌多部位感染。应限于针对某一段特定时间内可能发生的感染,而非任何时间可能发生的感染。

围手术期抗菌药物的预防性应用,应根据手术切口类别、手术创伤程度、可能的污染细菌种类、手术持续时间、感染发生机会和后果严重程度、抗菌药物预防效果的循证医学证据、对细菌耐药性的影响和经济学评估等因素,综合考虑决定是否预防用抗菌药物。但抗菌药物的预防性应用并不能代替严格的消毒、灭菌技术和精细的无菌操作,也不能代替术中保温和血糖控制等其他预防措施。

3. 抗感染治疗的药学监护　抗感染治疗的药学监护,是指药师负责并直接向患者提供的与抗感染药物治疗相关的监护工作,包括在治疗前对抗感染药物治疗方案给予建议,治疗中监控抗感染方案的实施,评估患者对抗感染治疗的反应,适时根据治疗反应的变化向医师作出维持或调整抗感染治疗方案的建议和决定。

(1)抗感染治疗药学监护的重点人群:新生儿、婴幼儿、儿童及老年人,具有与成人不同生理特点,易影响抗感染药物代谢及药效,应是抗感染治疗药学监护的重点人群之一。妊娠期妇女和哺乳期妇女也是抗感染治疗药学监护的重点人群之一,因其接受抗感染药物时,必须考虑到药物对母体以及胎儿或乳儿两方面的影响,并根据抗感染药物在母体以及胎儿或乳儿体内的药理学特点用药。

肝肾不全等脏器功受损、免疫反应异常以及一些过分消瘦、肥胖或低蛋白血症的患者,其生理功能和病理反应可能存在显著差异,从而影响抗感染药物的药代动力学过程,易致疗效不佳或不良反应发生,故应重点监护。

联合使用多种抗感染药物的患者,药师应重点监护联用指征、药物选择、用法用量和相互作用。避免选用联用无效和产生拮抗作用的药物,关注联用后影响药物分布和代谢的药物等。抗感染治疗疗程长的患者,药师应重点监护患者用药规范、依从性以及长期使用可能会导致的严重不良反应。

如抗感染药物可能会导致严重不良反应,如抗菌治疗的青霉素类、喹诺酮类、氨基糖苷类、糖肽类和四环素类可发生过敏性休克、神经毒性、心脏毒性、耳毒性和肾毒性等。药师开展药学监护时,更应强调提前预警、重点监护和及时处理的原则,尽可能在严重不良反应发生前或发生的起始阶段阻止不良反应的发生或病情的进一步恶化。

(2)抗感染治疗药学监护计划的制订及实施:抗感染治疗的药学监护要点应以提高抗感染药物治疗的安全性、有效性和经济性为目标,围绕治疗药物选择、给药方案(剂量、途径、频次)、疗效评估、不良反应监测和患者用药教育等关键环节开展与实施。

抗感染药学监护要求临床药师能够识别、解决及预防抗感染药物使用过程中发生的一切相关问题。临床药师应全面了解患者的病情及其与药物治疗相关的全部情况,为治疗方案的制订提供合理建议;根据方案制订相应的药学监护计划,在给药时机、给药途径、药物相互作用、药物配制、滴速控制、是否需要避光输注等方面提出合理的用药建议,确保治疗方案得到正确执行。抗感染治疗过程中,临床药师应每日跟踪患者的治疗反应,对治疗方案进行调整并实施监护计划。感染性疾病的不同病程阶段,其表现和病情严重程度不同,治疗方案也应随之变化,临床药师应重新制订或调整相应的药学监护计划。

(三)感染性疾病治疗的案例分析

结合临床案例进行带教,通过分析真实的病例,指导学员建立抗感染治疗的临床思维。可采用抗感染药物治疗的20步思维法指导教学。

(1)怀疑或肯定患者存在感染时,感染部位在何处?

(2)感染严重程度如何?

(3)可能的致病病原体主要是哪些?

(4)为协助明确感染诱发因素,需了解哪些相关信息?

(5)如何采集获得病原学标本与结果?

(6)怎样解释利用病原学及药敏报告结果?

(7)对怀疑(确定)的致病病原体,可供选择药物(抗菌谱)是哪些种类?具体品种是什么?

(8)伴随疾病对抗感染药物治疗的影响如何?

（9）既往用药史（如抗感染）与药物过敏史如何？

（10）比较可供选用抗感染药物的抗菌谱、药理、毒理、药动学、药效学等，优势品种是哪几个？

（11）比较疗效／风险，效益／成本，优选供用的品种是什么药物？

（12）感染致病病原体特征、患者脏器功能与机体状况个体差异，对用药方案有何影响？

（13）品种选定后，确定剂量、给药间隔时间、给药途径、疗程等，适宜方案制订的依据是什么？

（14）新增品种与正在应用的其他药物品种有无相互作用影响？

（15）药物治疗中，对药物不良反应如何预防、观测及处置？

（16）病情变化时如何依病情调整给药方案？

（17）制订的备用方案有哪（几）个？

（18）药物治疗过程中怎样观察、判断药物疗效？

（19）疗程结束后，对用药方案疗效如何进行分析评估？

（20）除药物治疗外，还需哪些治疗处置？

【案例 4-1】患者，女，85 岁，体重 55kg，慢性肾功能不全 CKD2 期，血肌酐（Scr）172μmol/L，因上消化道出血入院，入院治疗 15 天后出现尿频尿急的症状，体温 37.3℃，血常规示：白细胞（WBC）5.79 × 10⁹/L，中性粒细胞百分比（NEUT%）82.10%↑；尿常规示：尿蛋白 ++，尿隐血 ++，尿白细胞脂酶 +++，人工镜检白细胞 ++++；尿培养示：白念珠菌 5 万 cfu/ml↑；药敏结果：伊曲康唑敏感，5- 氟胞嘧啶敏感，两性霉素 B 敏感，氟康唑敏感，伏立康唑敏感。医生诊断为医院获得性尿路感染，使用氟康唑 200mg，p.o. q.d. 抗感染的治疗。

问题：该病例抗感染治疗方案是否合理？

解析：尿培养中显示致病菌为白念珠菌，根据药敏结果，选用在尿液浓度高的氟康唑口服抗感染治疗合理。结合患者肾功能不全病史，年龄 85 岁，SCr 172μmol/L，体重 55kg，经 Cockcroft-Gault 计算肌酐清除率（Ccr）=18.18ml/（min·1.73m²）。根据《国家抗微生物治疗指南》（第 3 版）中 Ccr<50，剂量调整为 50% 作为治疗的推荐，所以氟康唑剂量为 200mg q.d. 合理。

【案例 4-2】 患者，女，53 岁，体重指数（BMI）27.57kg/m²，无明显诱因下出现发热，最高 40℃，且伴有意识模糊，咳嗽咳痰（黄色黏痰），右上腹部疼痛，呈持续性，查科三联征阳性，诊断为"急性梗阻性化脓性胆管炎"，扩容补液后行胆总管切开取石术 +T 管引流术，术后体温 39.4℃，白细胞（WBC）9.96 × 10⁹/L、中性粒细胞百分比（NEUT%）88.30%、C 反应蛋白（CRP）25.4mg/L、总胆红素（TBiL）75.6μmol/L、直接胆红素（DBiL）16.20μmol/L、γ- 谷氨酰转移酶

（GGT）128U/L、天冬氨酸转氨酶（AST）45U/L、Scr 52μmol/L，给予头孢哌酮钠舒巴坦钠（2∶1）3g t.i.d. i.v.gtt. 初始抗感染治疗。术后第 6 日，患者出现意识障碍，高热及感染指标未明显好转，两次胆汁培养均显示：屎肠球菌（敏感：万古霉素、利奈唑胺、替考拉宁、磷霉素；耐药：左氧氟沙星、氨苄西林、庆大霉素），临床药师提出建议：停用头孢哌酮钠舒巴坦钠，换用万古霉素 1g q.12h. i.v.gtt. 抗感染治疗，并监测血药浓度，医师采纳。术后第 8 日，监测万古霉素的血药浓度为 11.91mg/L，临床药师再次提出建议：无须调整万古霉素的剂量。术后第 11 日，患者经过治疗以后，体温和感染情况得到较好控制，神志较前清楚，停用万古霉素。术后第 14 日，患者体温 36.8℃，感染指标均正常，准予出院。

问题：临床药师提出的两次抗感染治疗建议是否合理？

解析：屎肠球菌本身具有很强的耐药性，几乎对所有头孢菌素类天然耐药，头孢哌酮钠舒巴坦钠不敏感，因此，临床药师的第一次建议，即更换万古霉素抗感染治疗是合理的。考虑到患者血肌酐清除率正常，无须调整万古霉素剂量。万古霉素的血药浓度：11.91mg/L，一般感染患者要求达到有效的谷浓度 10~20mg/L，对于严重感染，建议维持在 15~20mg/L 的浓度范围。该患者归于中度感染患者，临床药师的第二次建议，即无须对抗菌药物剂量进行调整也是合理的。

（四）临床实践教学

采用"角色互换、AB 角互评"的互动式教学方式，2 名培训师资学员为一组，互为 A 角与 B 角（A 角老师，B 角学生），进行 AB 角互换药学查房 4 次 / 周；在临床上，针对实际案例，运用药学知识，针对疾病与药物、药物与患者等相关性问题开展教学，如药物有效与无效、药物选用及剂量选择、用药时机等，逐步培养师资学员指导学员具备指导临床合理使用抗感染药物的能力。

（五）教学内容再次测评和教学质量评估

针对教学目标，再次测评，带教老师根据两次测评成绩，确定学员对抗感染治疗理论知识以及实践应用的掌握程度，对教学治疗进行评估，并针对问题做出教学方案的调整和优化。

思考题：

1. 作为临床药师师资如何让学员尽快掌握抗感染治疗的基本原则？

2. 针对抗常见感染性疾病治疗的内容，作为临床药师师资如何组织学员进行实践学习？

三、药源性疾病

教学目标

1. 培养师资学员指导临床药师学员进行药源性疾病相关理论知识（药源性疾病与药物不良反应定义、药源性疾病与药物不良反应判断标准、药源性疾病与药物不良反应的区别、药源性疾病的影响因素）学习的能力。

2. 通过床旁实践教学，培养师资学员指导临床药师学员发现药源性疾病、分析引起药源性疾病的药物、治疗药源性疾病的能力。

教学流程

药源性疾病教学流程（图 4-7）分为六个步骤。

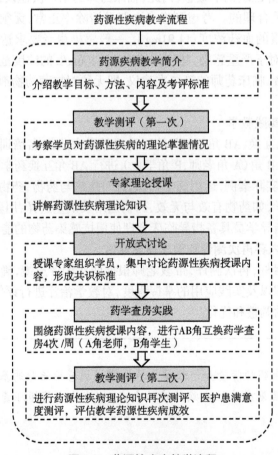

图 4-7 药源性疾病教学流程

第一步:进行药源性疾病教学内容简介,介绍教学目标、方法、内容及考评标准。

第二步:进行第一次教学测评,考察学员对药源性疾病的理论掌握情况。

第三步:邀请专家进行药源性疾病理论授课,讲解药源性疾病理论知识。

第四步:授课专家组织学员集中讨论药源性疾病授课内容,形成共识标准。

第五步:药学查房实践,围绕药源性疾病授课内容,进行 AB 角互换药学查房 4 次 / 周(A 角老师,B 角学生)。

第六步:进行第二次教学测评,学员经过理论学习、实践学习后,再次对药源性疾病理论知识进行测评,并且对学员在病区的学习情况进行医护患满意度测评,评估药源性疾病教学成效。

👉 教学方法

1. "角色互换,AB 角互评"的互动式教学　在药源性疾病药学查房教学过程中,师资学员既担任老师 A 角又担任学生 B 角,以不同"角色"互换学习,使师资学员更加了解学生对老师的需求以及老师对学生的引导,强化学员带教思维及模式,提高其带教能力。

2. 以临床问题为牵引的教学　强调从实际药源性疾病入手,激发学员的学习兴趣,让学员针对性运用药源性疾病理论知识,并通过临床病例培养师资学员引导临床药师学员发现药源性疾病患者,分析引起药源性疾病的药物、治疗药源性疾病的方法,提高药源性疾病防治能力。

3. AB 角临床实践技能质量评价标准　根据药源性疾病理论教学和 AB 角药学查房教学目标建立了药源性疾病的 AB 角临床实践技能质量评估表,保证每一个教学环节都有标准、有规范、可量化,加强药学查房教学质量控制。

4. 虚拟案例教学法　通过一些真实的、改编的或虚拟病例对药源性疾病教学内容进行分析、讨论。

👉 教学内容

(一)理论授课

1. 药源性疾病定义　药源性疾病(drug-induced disease,DID)是药物用于预防、诊断、治疗疾病的过程中,药物本身的作用、药物相互作用以及药物的使用导致机体组织或器官发生功能性或器质性损害,表现为有典型的临床症状和相应的临床经过的异常状态(疾病)。DID 既是医源性疾病的主要组成部分,也是药物不良反应的延伸。

2. 药物不良反应定义　药物不良反应(ADR)指合格的药物在正常的用法用量情况下出现的与用药目的无关的或意外的有害反应。它不包括无意或故意的超剂量用药引起的反应以及用药不当引起的反应。ADR 既不是药物质量问题,也不是医疗事故或医疗差错,也不等于药物滥用和超量误用。

3. 药源性疾病判断标准

(1)追溯用药史:医师除应认真仔细地询问病情外,还应仔细地了解患者的用药史。

(2)确定用药时间、用药剂量和临床症状发生的关系:药源性疾病出现的时间因药而异,青霉素致过敏性休克在用药后几秒钟出现,药源性肝炎大约在用药后 1 个月出现。因而,可根据发病的时间推断诱发药源性疾病的药物。一些药源性疾病的轻重随剂量变化,剂量加大时症状加重,剂量减少时症状减轻。因而,可根据症状随用药剂量增减而加重或减轻的规律判断可疑药物。

(3)询问用药过敏史和家族史特异体质:某些患者可能对多种药物发生不良反应,甚至家族成员也曾发生过同样反应。了解患者的药物过敏史和家族史对诊断药源性疾病有帮助。

(4)排除药物以外的因素:只有注意排除原发病、并发症、继发症、患者的营养状况以及环境因素等的影响后,才能确诊药源性疾病。

(5)致病药物的确定:应根据用药顺序确定最可疑的致病药物,然后有意识地停用最可疑药物或引起相互作用的药物。根据停药后症状的变化情况,确诊药源性疾病。

(6)必要的实验室检查:依据药源性疾病的临床特征检查患者的嗜酸性粒细胞计数、皮试、致敏药的免疫学检查、监测血药浓度或 ADR 的激发试验等;根据病情检查患者受损器官系统及其受损程度,如体格检查、血液学和生化学检查、器官系统的功能检查、心电图检查、超声波检查、X 射线检查等。

(7)流行病学的调查:有些药源性疾病只能通过流行病学调查方能确诊。如霍乱患者使用庆大霉素后出现急性肾衰竭,由于霍乱本身容易导致肾衰竭,所以难于确定肾衰竭是否和庆大霉素有关。流行病学的调查显示,用过庆大霉素的患者肾衰竭的发病率是未用患者的 5 倍,从而确定了霍乱患者使用庆大霉素可导致急性肾衰竭。

4. 药物不良反应判断标准 ①用药与不良反应/事件的出现有无合理的时间关系。②反应是否符合该药已知的不良反应类型。③停药或减量后,反应是否消失或减轻。④再次使用可疑药品是否再次出现同样反应/事件。⑤反应/事件是否可用并用药的作用、患者病情的进展、其他治疗的影响来解释。

评价:在不良反应分析的 5 个原则选项中,前四个选项都选择"是",则关联性评价应选"肯定";前四个选项中有 3 个选择"是",则关联性评价应选"很可能";前四个选项中有 2 个选择"是",则关联性评价应选"可能"。

5. 药源性疾病与药物不良反应的区别 ①反应程度不同,DID 一般反应程度比较重,而 ADR 反应程度轻重不同。②持续时间不同,DID 一般反应程度持续时间比长,而 ADR 反应程度持续时间长短不同。③发生条件不同,ADR 是正常用法用量下出现的与用药目的无关的或意外的有害反应,而 DID 包括超剂量、误服、错误应用等情况导致机体组织或器官发生功能性或器质性损害。

6. 药源性疾病的影响因素

(1)医源性因素:医生的专业技术水平有限,用药经验不足;药师责任心不强,处方审核不严,调配错误等;医院的规章制度落实不严格也是导致药源性疾病的间接原因。

(2)药物因素:药物化学结构、药物相互作用、药物晶型、药物制剂及工艺因素。

(3)患者因素:年龄因素、性别因素、生活方式、遗传因素、过敏体质、基础疾病、肠道菌群、情绪及心理因素、营养状况、食物饮食及饮食习惯等。

(4)用药方式:药病不符、剂量不当、疗程不当、给药途径或给药速度不当、重复用药等。

7. 如何防范药源性疾病 ①详细了解患者的病史,对症用药;②严格掌握药物的用法,区分个体用药;③合理选择用药种类,避免不必要的联合用药;④密切观察患者用药反应,必要时监测血药浓度;⑤提高患者防范意识,及时报告异常反应;⑥提高临床药师、医生、护士的药物治疗水平,避免用药失误。

8. 药源性疾病的处理原则 ①及时停用可疑药物,去除病因;②加强药物排泄,减少药物吸收;③及时使用拮抗剂,消除药源性症状;④遇到过敏反应,积极处理;⑤对药物损害的器官,进行对症治疗。

(二)常见药源性疾病与案例分析

1. 消化系统药源性疾病

(1)肝脏疾病:常见的是肝功能损害、中毒性肝炎等,多数情况是肝脏功能异常,严重者可导致肝实质损害。

1)急性药源性肝损伤:①急性肝炎型。异烟肼、甲基多巴、苯妥英钠等具有直接或间接肝毒性,造成肝细胞膜结构损伤,而引起急性肝炎型肝损伤。②急性淤胆型。避孕药、口服降血糖药、抗甲状腺药物引起胆汁分泌障碍,使胆汁不能到达十二指肠而反流入血,引起黄疸。③混合型。保泰松、对氨基水杨酸等所引起的肝损害介于两型之间,兼有肝实质损害和胆汁淤积两种病理特征。

2)慢性药源性肝损伤:①呋喃妥因、异烟肼、阿司匹林等可导致纤维化或肝硬化;②卡马西平可引起慢性肝内胆汁淤积。

（2）胃肠疾病

1）急性胃炎:双水杨酯水杨酸盐等解热镇痛药,吗啡、磺胺类、洋地黄等刺激胃黏膜、破坏胃黏膜屏障上皮,致胃腔内氢离子反弥散至胃黏膜层内造成炎症,形成急性胃炎。氨苄西林注射液可致胃发生逆向动而造成急性胃炎。阿司匹林、泼尼松、甲泼尼松等可致胃黏膜急性糜烂性胃炎。

2）慢性胃炎:阿司匹林可使胃黏膜上皮反复遭受损害,形成胃黏膜糜烂。

3）消化性溃疡:氟尿嘧啶、甲氨蝶呤等抗肿瘤药可致胃小弯或十二指肠球部黏膜发生炎性变化和溃疡。

4）上消化道出血:头孢哌酮造成维生素 K 缺乏而致凝血酶合成减少,发生凝血障碍。非甾体抗炎药（NSAID）抑制血小板功能和损害胃、十二指肠黏膜,与口服抗凝血药合用,可导致上消化道出血。

【案例 4-3】患者,女,9 岁。因感觉乏力、恶心、纳差 3 天就医。患者 6 天前因咽痛、咳嗽在社区医院就诊,遵医嘱服用阿奇霉素分散片,0.25g/ 次,一日 1 次,连续 6 日。查体:患者神态清楚,皮肤虹膜可见轻度黄染,未见蜘蛛痣。肝炎病毒学检测:抗 HAV-IgM（-）、抗 HBSAg（-）、anti-HCV（-）;丙氨酸转氨酶（ALT）586U/L,AST:216U/L。患者既往无肝病史及药物过敏史。考虑为阿奇霉素致药物性肝损害。嘱患者立即停用阿奇霉素,给予 5% 葡萄糖注射液 + 还原型谷胱甘肽静脉滴注,一日 1 次,辅以维生素 C、能量合剂等保肝解毒、降酶综合治疗。1 周后患者恶心、纳差等症状消失,复查肝功能正常。

问题:患者出现的肝功能异常是否由阿奇霉素导致?

解析:本例患者治疗中未使用其他药物。阿奇霉素主要经肝脏代谢失活,从胆汁排泄,其单剂量给药后的血消除半衰期长达 35~48 小时,在用药后较长时间肝脏、胆汁内均可见高浓度的阿奇霉素。本例患者年幼,器官生长发育尚未成熟,尤其是药物代谢的主要器官肝脏,加之较长时间的连续用药,易使阿奇霉素的组织浓度增加,产生蓄积,由此增加了肝脏损害的风险。阿奇霉素不良反应的发生与年龄相关,儿童和老年人相对较多。

2. 泌尿系统药源性疾病

（1）肾损害

1）直接肾损害:肾毒性与药物浓度及作用时间有密切关系,大量长期用药者易见肾脏损害,严重者可引起急性肾功能衰竭。能引起肾损害的氨基糖苷类抗菌药物包括:新霉素、庆大霉素、卡那霉素、链霉素。解热镇痛药长期大量服用会出现慢性肾衰竭,阿司匹林和对乙酰氨基酚合用毒性大于单用。

2）免疫性肾损害:用药后发生自身免疫反应,形成免疫复合物沉积于肾小球基底膜上造成局部炎症,导致肾损害。

3）阻塞泌尿道而引起肾损害：磺胺类、甲氨蝶呤在肾小管内浓度过高，可在肾小管内形成结晶而阻塞肾小管，兼有刺激作用，导致肾功能衰竭。

（2）其他泌尿系统疾病：环磷酰胺治疗非泌尿系统肿瘤时可引起继发性膀胱癌。膀胱颈部及尿道括约肌的 α 肾上腺素受体被拮抗可引起尿失禁。例如 α 受体拮抗剂哌唑嗪、特拉唑嗪以及利培酮、氯氮平和硫利达嗪等都可引起女性压力性尿失禁。

【案例 4-4】患者，女，26 岁，IT 技术人员。于 2013 年 8 月 12 日因上腹痛伴恶心、呕吐 3 天，腹泻 2 天入院。患者 8 月 10 日曾因腹痛自行在药店购买、服用复方庆大霉素普鲁卡因胶囊 1 粒 b.i.d.，服用 2 天，腹痛不适无明显缓解，之后进一步出现畏寒、发热、腹泻等全身症状。既往体健。入院体检：体温 36.7℃，脉搏（P）74 次 /min，呼吸（R）16 次 /min，血压 100/60mmHg。急性病容，剑突下及左上腹压痛明显，脐周压痛；肠鸣音减弱，叩诊全腹鼓音，双下肢不肿。急诊查肾功能：血尿素氮 13.1mmol/L、血肌酐 325μmol/L、血尿酸 562μmol/L。诊断为"急性肾损伤；急性胃肠炎"。

问题：患者出现的肾功能异常是否由复方庆大霉素普鲁卡因胶囊导致？

解析：复方庆大霉素普鲁卡因胶囊每粒含硫酸庆大霉素 10 000 单位，盐酸普鲁卡因 50mg，维生素 B_{12} 10μg。庆大霉素为氨基糖苷类抗菌药物，以原型经肾脏排泄，其肾脏毒性仅次于新霉素。庆大霉素在胃肠道病理状态下易引起急性肾损伤，在呕吐、腹泻、大量丢失体液导致血容量不足的情况下，庆大霉素引起肾脏损伤的风险大为增加，可能是由于胃壁屏障破坏，或者体液浓缩后庆大霉素在血液中药物浓度增加所致。考虑急性肾损伤可能为该药所致。

3. 呼吸系统药源性疾病

（1）肺病

1）过敏性肺炎为免疫复合物性疾病，肺泡巨噬细胞被激活是关键环节。本病的发生多与患者的过敏体质有关，而引起发病的相关药物有青霉素类、红霉素、碱胺类等。此外，丙卡巴肼等所致的肺损伤也属于过敏反应。

2）红斑狼疮样肺炎：病理基础主要为免疫复合物在肺泡壁上沉积，导致肺实质纤维化，肺间质小血管非特异性炎症及出血，肺透明膜形成及肺毛细血管栓塞性坏死等。临床表现有发热、咳嗽、气急、胸痛、胸腔积液、胸膜肥厚和肺间质纤维化等。青霉素类、磺胺类、头孢菌素类、四环素类、灰黄霉素、普鲁卡因胺、青霉胺等药物有可能引起红斑狼疮样肺炎。链霉素、异烟肼或与其他抗结核药联合应用时，也易导致药源性红斑狼疮样肺炎。

3）间质性肺炎：变态反应和细胞损伤都可能引起间质性肺炎。①甲氨蝶呤对肺组织有较强的直接毒性作用，当其与依托泊苷合用时发生间质性肺炎概率增大。而甲氨蝶呤与氨苯蝶啶、乙胺嘧啶合用也可增其毒性。磺胺类、

NSAID、巴比妥类能将甲氨蝶呤从蛋白质结合部位置换出来变成游离型,其毒性明显增加。②抗肿瘤药如博来霉素、丝裂霉素、环磷酰胺、氟达拉滨等同样可引起间质性肺炎。

4) 肺纤维化:肺间质病变可发展成为肺纤维化,导致正常的肺组织结构改变,肺功能丧失。①呋喃妥因导致肺病,大多发生在用药后2小时至2周,但在停药24~48小时后消失,再用药时又复发,称为"呋喃妥因肺"。②醛固酮类药物可以促进肺纤维化,螺内酯对其促肺纤维化过程有一定的保护作用,提示醛固酮可能参与肺纤维化的发病过程。③抗肿瘤药可引起间质性肺炎,进而发展成肺纤维化。白消安(别名马利兰)使用2~3年后,可引起肺纤维化,即所谓"马利兰肺",常因呼吸衰竭或并发肺炎而死亡。博来霉素最严重的不良反应为非特异性肺炎至肺纤维化。平阳霉素也有致肺纤维化的报道。

5) 肺水肿:①镇静催眠药氯氮䓬、右丙氧芬、地西泮及氯丙嗪均可引起肺水肿。②抗高血压药卡托普利可致血中缓激肽、前列腺素继发性聚集,毛细血管通透性增高,导致肺水肿。

(2) 哮喘和气道阻塞

1) 阿司匹林、吲哚美辛等非甾体抗炎药对花生四烯酸环氧酶通路具有抑制作用,从而导致脂氧酶通路增强,产生大量白三烯引起哮喘。

2) 抗菌药物如青霉素类、头孢菌素类、磺胺类、喹诺酮类,酶类药物如胰蛋白酶、糜蛋白酶,生物制品如疫苗、抗毒素、血清制品等,主要通过特异性抗体IgE介导的Ⅰ型变态反应,导致支气管痉挛常伴有荨麻疹、瘙痒、血管神经性水肿或过敏性休克等症状。

3) 普萘洛尔、普拉洛尔等药物,因拮抗β肾上腺素受体,从而诱发或加重哮喘和气道阻塞。

【案例4-5】患者,女,47岁,因"宫颈病变"于2017年9月15日收入妇产科。9月20日行广泛性全子宫、双侧附件切除术,双侧盆腔淋巴结切除术。为预防术后复发及远处转移,于10月9日8点30分患者缓慢静脉滴注紫杉醇30mg+0.9%氯化钠注射液100ml,q.d. i.v.gtt. 后立即出现呼吸困难,口唇、颜面发绀,寒战等情况,立即停用紫杉醇,并给予吸氧、异丙嗪注射液25mg肌内注射后症状缓解。

问题:患者出现的情况是否由紫杉醇导致?

解析:紫杉醇注射液是以无水乙醇和聚氧乙基代蓖麻油作为辅料制成的无色黏稠溶液。由于其辅料聚氧乙基代蓖麻为强致敏剂,使紫杉醇注射液有很大的致敏风险。在本例不良反应中,患者用药滴速缓慢,患者无其他药物和食物过敏史,故可判断由紫杉醇辅料引起过敏反应。按照药物不良反应判断标准关联性评价为很可能。考虑为药源性呼吸系统疾病。

4. 神经系统药源性疾病

（1）药源性头痛

1）镇痛药性头痛：治疗头痛的药物可引起头痛，但不会诱发无头痛史患者头痛，此类药物包括非甾体抗炎药、阿片类、巴比妥类、苯二氮䓬类、吩噻嗪类、抗组胺药等。由于头痛常发生在停药后，故亦称反跳性头痛。

2）偏头痛：麦角胺、普萘洛尔长期服用亦有导致偏头痛加重的报道。

3）其他药物：血管扩张药、咖啡因、丙戊酸钠等也可引起药源性头痛。

（2）失眠

1）利尿药可引起夜间多尿，导致心血管节律性障碍，扰乱睡眠。

2）某些 β 受体拮抗剂可诱发低血糖和抑郁综合征，引起失眠。

3）抗抑郁药丙米嗪、阿米替林等因其抗胆碱作用可引起夜间烦躁不安和精神错乱。

4）大剂量使用糖皮质激素，麻黄碱、氨茶碱等平喘药和异烟肼均可兴奋中枢神经系统，导致失眠。

5）老年人服用苯二氮䓬类药物可出现睡眠倒错，白天镇静，夜间烦躁。

6）抗癫痫药、口服避孕药和含咖啡因的药物均可兴奋大脑皮层而影响睡眠。

（3）药物热：以抗菌药物最为多见，其次为降血压、麻醉、镇静、抗甲状腺和抗肿瘤药，有的为过敏反应引起。

1）两性霉素 B 是直接引起发热的物质。

2）阿托品、抗组胺药、三环类抗抑郁药等具有抗胆碱作用，抑制腺体分泌，减少发汗，影响散热过程而致发热。

3）甲状腺激素可促进基础代谢，引起发热。

4）奎尼丁、普鲁卡因胺、巴比妥和苯妥英钠等药物均可引起药物热。

（4）药物成瘾：成瘾是由于人们使用了麻醉药品、精神药品及其他具有成瘾潜力的精神活性物质，对其产生了药物依赖性。除阿片类成瘾性药物外，长期使用苯二氮䓬类镇静催眠药会导致依赖性，对健康、工作、生活和学习带来不良影响，所以防止此类药物成瘾尤为重要。

（5）精神障碍

1）抗疟药奎宁致躁狂兴奋、时有幻觉，有的表现为沉默或木僵症状。

2）驱肠虫药哌嗪多以意识障碍为主，严重者可出现谵妄或幻视等。

3）抗精神失常药物可引起精神障碍，即药物的矛盾反应，如吩噻嗪类氯丙嗪、氟奋乃静、氟哌啶醇及三氟拉嗪等，表现为抑郁状态、精神运动性兴奋、意识障碍、木僵或紧张症候群，有时伴有幻觉、妄想及焦虑不安等。

(6) 脑病

1) 青霉素剂量过大、静脉注射过快或鞘内注射可产生脑膜或神经刺激症状,称为"青霉素性脑病",敏感者每天用药 1 000 万单位以上时,即可出现该反应。原因是药物在一定程度上抑制了中枢神经抑制性递质 γ- 氨基丁酸(GABA)的合成和转运,以及 Na^+-K^+-ATP 酶,使静息膜电位降低。

2) 普萘洛尔致脑病多见于老年患者。由于老年人肝功能减退、白蛋白结合药物的比例下降,普萘洛尔血药浓度明显增高,使心输出量明显减少,脑供血不足,会出现头晕、头痛甚至昏迷等症状。

3) 喹诺酮类静脉给药易导致高龄老人精神紊乱,出现烦躁不安、语无伦次、恐惧、焦虑等精神症状,可能与药物脂溶性大、脑脊液中浓度高、抑制中枢抑制性递质 GABA 的作用有关。

【案例 4-6】患者,男,91 岁,体重 51kg,因"反复咳嗽、咯痰、气急 10 年余,加重伴双下肢水肿 20 天余"入院。诊断为慢性阻塞性肺疾病急性加重期并Ⅱ型呼吸衰竭。入院后给予美洛西林钠舒巴坦钠抗感染治疗,19 天后改为头孢地尼胶囊序贯治疗。期间两次 β-D- 葡聚糖试验均升高(192.6pg/ml 和 793.6pg/ml),胸部 CT 示肺内斑片状致密阴影,考虑患者真菌感染可能,给予伏立康唑治疗,首日负荷剂量 300mg,每天 2 次,第 2 天起维持剂量 200mg,每天 2 次。伏立康唑治疗第 2 天患者感夜间休息差,第 3 天出现失眠、胡言乱语、精神兴奋。查体:神志恍惚,四肢乱动,不能正确回答问题,四肢肌张力正常。急查电解质:Cl⁻ 108mmol/L,Ca^{2+} 2.0mmol/L。血气分析:pH 7.41,$PaCO_2$ 52mmol/L,PaO_2 53mmol/L,氧饱和度 87%。头颅 CT 示老年性改变。综合上述情况,考虑为伏立康唑所致精神症状可能性大,遂停用伏立康唑,给予氟哌啶醇注射液 2.5mg 肌内注射,百乐眠胶囊 0.27g×4 片,口服,每天 2 次。对症治疗后,精神症状逐渐减轻,至停药第 3 天,上述症状完全消失,继续接受原发病治疗,患者好转出院。

问题:伏立康唑致精神症状的机制是什么?

解析:伏立康唑引起精神症状的机制,可能与其组织广泛分布,可穿透血脑屏障进入脑脊液中有关,但伏立康唑是否直接或间接影响中枢神经系统兴奋性或抑制性神经递质的释放从而导致精神症状,还需进一步研究。与伏立康唑治疗有关、导致停药的最常见不良反应是肝功能异常、精神症状、皮疹和视觉障碍。伏立康唑引起精神障碍发生率 2.4%,常发生于用药后(3±2)天,停药(2±1)天症状消失。

5. 心血管系统药源性疾病

(1) 心脏疾病:药源性心脏疾病发生率较高,主要表现为心律失常、心功能抑制和心肌病等症状,不加注意可致猝死。

1）心律失常：奎尼丁、普鲁卡因胺、丙吡胺、胺碘酮等可致心室复极异常，引起 Q-T 间期延长，常可导致恶性心律失常，尤其是奎尼丁致尖端扭转型室性心动过速，室颤的发生率很高。普罗帕酮、维拉帕米、利多卡因、氟卡尼等也可致心律失常，严重时可造成心搏骤停。

2）心绞痛和心肌梗死：①普罗帕酮、恩卡尼等可引起心内膜下血管床收缩，同时抑制心肌收缩力，使心排出量下降，冠状动脉血流量减少，因而诱发心绞痛。②硝酸甘油在含服或静脉滴注时，因扩张血管作用，可产生低血压甚至休克，由此而产生的冠脉灌注减少及反射性窦性心动过速，可使心肌缺血加重，诱发或加重心绞痛。③硝苯地平、尼群地平、地尔硫䓬、维拉帕米等在用药过程中或停药后可诱发心绞痛，尤以硝苯地平较多见。④氟尿嘧啶、丝裂霉素、长春碱、顺铂等均可引起急性冠状动脉缺血性改变，诱发心绞痛，甚至急性心肌梗死和脑血管意外。⑤青霉素、庆大霉素因致过敏性休克，而诱发急性心肌梗死。

3）心力衰竭：①普罗帕酮具有负性肌力作用，在左室功能受损或有潜在心功能减退的患者可诱发心力衰竭。丙吡胺诱发充血性心力衰竭发生率可达16%。②洋地黄类中毒时不论是否出现心律失常均可诱发或加重心力衰竭。对于单纯舒张性心力衰竭，用洋地黄反而使症状更加明显；对窦性心律的心力衰竭患者，突然停用地高辛等药物可使原有心力衰竭加重。③硝苯地平能使某些患者血管阻力显著降低，并产生直接抑制心肌的作用，诱发或加重心力衰竭。④青霉素肌内注射可导致室内期前收缩伴扭转型室性心动过速，也可致心肌过敏性灶性溶解坏死，从而导致心力衰竭。⑤表柔比星、柔红霉素、环磷酰胺等也可引起心力衰竭。⑥可引起高血压的药物均可使心衰恶化。

（2）高血压

1）拟交感类药物肾上腺素、去甲肾上腺素、多巴胺、多巴酚丁胺和去氧肾上腺素可致高血压。

2）环孢素可能因增加血管阻力和减少钠排泄而引起高血压，与剂量和血清浓度无关，对心脏和肺移植的患者及儿童尤其严重。

3）皮质激素类、促红细胞生成素、α- 干扰素、纳洛酮和雌激素也可引起高血压。

（3）休克

1）抗心律失常药物在治疗量时可出现低血压休克。

2）环磷酰胺、硫唑嘌呤、氟尿嘧啶、氟尿苷、阿糖胞苷和糖皮质激素类药物，长期应用可造成机体严重感染，进而发生药源性感染性休克。

3）青霉素及其各种半合成制品、抗白喉马血清、链霉素等药物半抗原，可刺激 B 细胞产生 IgE 类亲同种细胞抗体，这种抗体的 FC 段与皮肤、黏膜和毛细血管周围的肥大细胞和血液中嗜碱粒细胞的表面受体结合,使机体处于致敏状态;一旦再次接触后,抗原与抗体结合反应,致敏细胞释放过敏介质,并激活补体,使中性粒细胞释放碱性蛋白酶,引起过敏性休克。

【案例 4-7】 患者,男,67 岁,胃癌姑息术后给予紫杉醇联合替吉奥方案辅助化疗 3 周期,化疗后复查提示双颈部多发淋巴结转移,遂口服甲磺酸阿帕替尼片 425mg,每天 1 次。患者既往冠心病史 5 年,间断口服硝酸甘油,否认高血压、糖尿病史,否认药物及食物过敏史。患者自诉口服甲磺酸阿帕替尼片后血压一直有波动,大部分时间收缩压 >140mmHg,最高时血压 160/100mmHg,期间出现一次头晕,未服用任何抗高血压药治疗,入院查血压 150/96mmHg。患者既往无高血压,口服甲磺酸阿帕替尼片后出现血压升高,考虑可能为甲磺酸阿帕替尼片所致高血压,故给予患者口服苯磺酸氨氯地平片 5mg,每天 1 次,每天监测血压,连续 6 天血压控制 125/90mmHg 左右,病情稳定出院。

问题: 甲磺酸阿帕替尼导致血压升高的原因是什么? 如何处理?

解析: 甲磺酸阿帕替尼为酪氨酸激酶抑制剂,是抗血管生成类抗肿瘤药,主要作用于血管内皮生长因子受体,抑制肿瘤组织内血管生成,发挥抗肿瘤作用,其相关不良反应主要包括血液学毒性和非血液学毒性(包括高血压、蛋白尿、皮肤过敏及胃肠道反应),其中高血压是甲磺酸阿帕替尼最主要的不良反应,其发生率约为 36.32%,引起高血压的机制可能为通过降低内皮细胞氧化亚氮生成,进而导致血管收缩反应,并且影响肾脏钠分泌,最终引起血压升高。甲磺酸阿帕替尼所致高血压大部分为轻症,治疗措施为按照临床常规降低血压,将目标血压尽量降至 140/90mmHg 以下。

6. **血液系统药源性疾病** 药物引起的血液疾病发病率约占全部药源性疾病的 10%,其中以白细胞减少症和粒细胞缺乏症的发病率最高。不同药物可通过不同机制致病,一般可分为免疫性和非免疫性两方面。免疫性血液病与用药剂量无关,非免疫性血液病与长期或大量用药有关。药源性血液病有以下几个特点:①一种药物可以引起不同的血液病,如氯霉素既可以引起再生障碍性贫血,又可以引起血小板减少性紫癜;磺胺类药物既可以引起溶血性贫血,也可以引起粒细胞减少症;②同一种血液疾病可以由多种不同的药物引起,如再生障碍性贫血可由氯霉素、吲哚美辛、磺胺类药物等引起;③致病药物之间存在交叉反应,如对于安乃近曾引起粒细胞缺乏的患者,若给予氨基比林可再次发生此症。

【案例 4-8】 患者,女,60 岁,因咳嗽、咳痰、发热于当地医院诊断为继发型肺结核。血常规:白细胞 13.6×10^9/L、血小板 468×10^9/L、中性粒细胞百分比 82.0%、红细胞沉降率 112.0mm/h。给予异烟肼注射液 0.3g+ 利福平注射液 0.45g 静脉滴注,1 次 /d,吡嗪酰胺片 1.5g+ 盐酸乙胺丁醇片 0.75g 口服,1 次 /d,2 天后复查血常规:白细胞 $13.5 \times 10^9/L$、血小板 $472 \times 10^9/L$,考虑结核未控制,不排除合并细菌感染可能,加用左氧氟沙星 0.3g,1 次 /d,联合治疗。8 天后患者出现口腔疼痛,左手及左侧臀部散在瘀斑、瘀点,左侧臀部肌内注射部位可见大片瘀斑。急查血常规:血小板低至检测不出,凝血六项提示:D- 二聚体 29.4μg/mL,考虑药物引起可能性大,停用抗结核药物及左氧氟沙星,予静脉注射人免疫球蛋白 12.5g 冲击治疗。2 天后,患者因颅内出血导致死亡。

问题:患者血小板减少的原因是什么? 是否与用药相关?

解析:一般患者在使用药物过程中出现血小板计数急剧下降,排除原发性疾病导致可能,均应考虑药源性血小板减少症(DITP),它是由药物所致外周血中血小板计数低于正常范围($<100 \times 10^9/L$)引起的,以紫癜、瘀斑、鼻衄、牙龈出血,甚至可致重要脏器出血为主要表现的疾病。按药物作用机制分为骨髓抑制性血小板减少症和免疫性血小板减少症两种,常见药物有抗菌药、抗肿瘤药物、抗血小板药、抗凝血药等。一般常在用药后 1~2 周内发病,出血前可有畏寒、发热、乏力、头痛、腹痛、恶心呕吐等,停药后大多能在一周内痊愈,但如果处理不当可能会危及生命。且本例患者在用药时出现口腔疼痛及皮肤散在瘀斑、瘀点,经查阅说明书和文献高度怀疑异烟肼、利福平导致患者血小板降低,根据药物不良反应关联性评价依据,本例不良反应评价结果属于很可能。

7. 免疫系统药源性疾病

(1)血清病:白喉抗毒素、破伤风抗毒素、抗淋巴细胞血清、蛇毒抗毒素、马抗癌血清等动物免疫血清的抗原可产生抗体,抗原和抗体会形成附着在小血管壁上的免疫复合物,从而产生血管活性物质,造成中性粒细胞浸润和溶酶体蛋白酶释放,引起局部充血、水肿、肾脏缺血、组织炎症与损伤。

(2)皮肤类疾病:①磺胺药、解热镇痛药、镇静药、抗微生物药可导致变应性固定性红斑。②青霉素、呋喃唑酮、阿司匹林、冻干活疫苗等,可引起药源性荨麻疹。③ D- 青霉胺类药物易引起面部或躯干部水疱、结痂、脱屑等药源性红斑性天疱疮。

【案例 4-9】患者,女,24 岁。因面部红斑 10 天,伴发热 1 天入院。10 天前因扁桃体发炎自服阿莫西林胶囊 1 粒,4~5 小时后出现恶心、呕吐,面部肿胀起红斑,立即停用阿莫西林。给予地塞米松、复方甘草酸苷注射液、大剂量维生素 C 等药物治疗 2 天,体温降至正常,面部仍见水肿性紫红色斑,患者卧位时轻度咳嗽,咳少量白色黏液痰,胸肋部、腹部胀感,尿少,腹部膨隆,尿量 < 1 000ml,自腹部、双下肢出现中度凹陷性水肿。抗核抗体阳性(1:320),抗

nRNP/Sm 抗体阳性,抗组蛋白抗体阳性,抗 dsDNA 抗体阴性,红细胞沉降率 93mm/h,IgG2.91g/L(正常值 7.2~16g/L),考虑药物性狼疮(阿莫西林引起可能性大),肾病综合征、急性肾间质损伤,后加用吗替麦考酚酯 0.5g、0.75g(8:00am、8:00pm)治疗,糖皮质激素用量相当于泼尼松 60mg/d 口服,半个月后患者症状明显缓解出院。

　　问题:患者服用阿莫西林导致药物性狼疮的原因是什么?

　　解析:青霉素类药物作为半抗原,通过多种途径改变原有免疫系统的稳定性和对自身抗原的免疫耐受性,可诱发或促使加重红斑狼疮。国外文献报道的药物性狼疮多见于年龄较大的患者,发病较缓慢,常在用药数月后发病,受累脏器较少,尤其较少累及肾脏、神经系统,预后好,停药后即可恢复;且 95% 药物性狼疮患者出现抗核抗体阳性,抗组蛋白抗体阳性率高达 100%,后者被认为是药物性狼疮的特异性检查指标,并且一般认为该病的发生与每日用药量和总用药量有关。

　　8. 内分泌系统药源性疾病　　许多药物对内分泌腺合成和释放激素产生干扰,从而对其功能产生影响。药源性内分泌系统疾病主要包括药物导致的甲状腺疾病、肾上腺功能障碍、性腺功能障碍、抗利尿激素分泌紊乱等。

　　【案例 4-10】患者,男,63 岁,右肺腺癌 8 个月余,化疗 5 个周期、免疫治疗 5 个疗程后入院给予卡瑞利珠单抗 200mg 静脉滴注,d1,q.14d.,用药过程顺利,2 个月后,日行甲状腺功能检测:促甲状腺素(TSH)46.68μIU·m/L,总三碘甲状腺原氨酸(TT$_3$)3.3pmol/L,总甲状腺素(TT$_4$)8.72pmol/L,甲状腺过氧化物酶抗体(TPOAb)34.49IU/ml,诊断为甲状腺功能减退。给予左甲状腺素片 25μg 口服,每日 1 次,同时继续给予卡瑞利珠单抗 200mg 静脉滴注,d1,q.14d.,20 天后,甲状腺功能检测结果显示:TSH 100μIU/ml,TT$_3$ 2.13pmol/L,TT$_4$ 3.91pmol/L,TPOAb 36.03IU/ml。复查 CT,疗效评价为病变稳定,甲状腺功能减退不良反应分级为 II 级,建议继续以原剂量给予卡瑞利珠单抗,同时对症给予左甲状腺素片 50μg 口服,每日 1 次。1 个月后,甲状腺功能检测结果显示:TSH 69μIU/ml,TT$_3$ 3.13pmol/L,TT$_4$ 8.91pmol/L,TPOAb 33.79IU/ml;患者乏力、嗜睡等症状逐渐减轻。后多次复查甲状腺功能,逐渐恢复至正常范围。

　　问题:应用程序性死亡受体 1(PD-1)抑制剂类药物如何防范药源性疾病的发生?

　　解析:目前,PD-1 抑制剂报道的最常见的不良反应为甲状腺功能减退、高甘油三酯血症、乳酸脱氢酶升高、乏力、谷丙转氨酶升高、贫血等。PD-1 抑制剂导致的甲状腺功能减退发生率高达 26.7%。PD-1 抑制剂相关内分泌毒性发生的时间跨度较大,但通常出现较慢。PD-1 抑制剂相关内分泌毒性常发生在第 10~24 周。由于部分毒性反应出现的时间较晚,甚至在 PD-1 抑制剂治疗结束后才出现,因此,治疗后也需要对甲状腺功能、肾功能、垂体功能等指标进行定期监测和随访。出现甲状腺功能减退的患者大多需要长期接受激素替代治疗,并需要长期监测和随访。需要注意的是,在甲状腺功能减退的治疗中,可能发生甲状腺功能减退与甲状腺功能亢进的转换。目前推荐患者在 PD-1 抑制剂治疗结束后至少监测症状 1 年。

教学评估

通过授课后和授课前两次理论测试成绩之差,确定学员在授课前后,理论成绩增长幅度。

思考题:

1. 作为临床药师师资如何让学员尽快掌握药源性疾病与药物不良反应相关理论知识?

2. 针对药源性疾病与药物不良反应内容,作为临床药师师资如何组织学员进行实践学习?

四、个体化用药

教学目标

1. 培养师资学员指导临床药师学员进行个体化用药相关理论知识(个体化用药的定义,治疗药物监测及药物基因组学与个体化用药,个体化用药方案的设计、评价与调整)学习的能力。

2. 通过床旁实践教学,培养师资学员指导临床药师学员应用治疗药物监测和药物基因组学检测结果进行个体化用药方案设计和用药指导。

教学流程

个体化用药教学流程(图 4-8)分为六个步骤。

第一步:个体化用药教学简介,介绍教学目标、方法、内容及考评标准。

第二步:进行第一次教学测评,考察学员对个体化用药的理论掌握情况。

第三步:专家理论授课,邀请专家对个体化用药理论知识进行授课。

第四步:授课专家组织学员,集中讨论个体化用药授课内容要点,并结合理论知识对虚拟案例进行分析讨论,模拟个体化用药方案的设计流程。

第五步:药学查房实践,进行 AB 角药学查房 4 次 / 周(A 角老师,B 角学生),将个体化用药理论知识有效运用于临床实践。

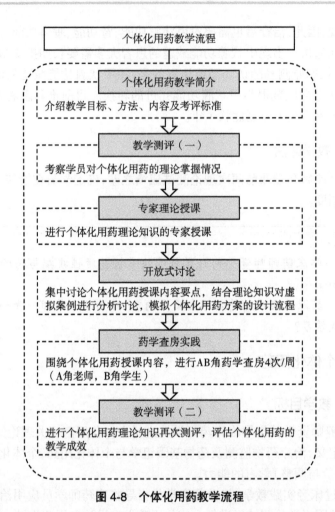

图 4-8　个体化用药教学流程

第六步:进行第二次教学测评,学员经过理论知识学习及药学实践后,再次对个体化用药理论知识进行测评,同时对学员在病区的学习情况进行医护患满意度测评,评估个体化用药的教学成效。

👉 **教学方法**

1. "角色互换,AB 角互评"的互动式教学　在个体化用药的药学查房教学过程中,师资学员既担任老师 A 角又担任学生 B 角,以不同"角色"互换学习,使师资学员更加了解学生对老师的需求以及老师对学生的引导,强化学员带教思维及模式,提高其带教能力。

2. 以临床问题为牵引的教学　强调从实际个体化用药问题入手,激发学员的学习兴趣,让学员针对性运用个体化用药理论知识,通过临床病例培养师资学员引导临床药师学员发现需要应用个体化用药的患者,培养分析应用个体化用药方案的能力。

3. AB 角临床实践技能质量评价标准 根据个体化用药教学和 AB 角药学查房教学目标建立个体化用药的 AB 角临床实践技能质量评估表,保证每一个教学环节都有标准、有规范、可量化,加强药学查房教学质量控制。

4. 虚拟案例教学法 通过一些真实的、改编的或虚拟案例对个体化用药教学内容进行分析、讨论。

👉 教学内容

(一)理论授课

个体化用药是指借助先进的检测技术,结合患者的病史、临床诊断及病理生理特征,确定影响药物作用的因素,并参考相关用药指南,必要时结合治疗药物监测和药物基因组学检测结果制订出针对个体患者的给药方案,以及对患者的治疗方案进行调整,在正确的时间给予正确的药物、剂量,最终达到合理、有效地完成药物治疗的过程。

1. 治疗药物监测与个体化用药

(1)治疗药物监测的定义:治疗药物监测(TDM)是一门研究个体化药物治疗机制、技术、方法和临床标准,并将研究结果转化应用于临床治疗以达到最大化合理用药的药学临床学科。通过测定患者体内的药物暴露、药理标志物或药效指标,利用定量药理模型,以药物治疗窗为基准,制订适合患者的个体化给药方案。其核心是个体化药物治疗。

(2)治疗药物监测的临床应用指征

1)治疗指数小、毒副作用强的药物:此类药物有效浓度范围较窄,有效浓度与中毒浓度接近,需要根据血药浓度和患者生理病理状态设计和调整给药方案,保障治疗安全有效。如强心苷类药物地高辛,有效血药浓度范围为 0.8~2.0ng/ml,当浓度超过 2.0ng/ml 时,容易出现中毒反应。

2)个体差异较大的药物:如三环类抗抑郁药,在给药剂量相同时,可能出现较大的血药浓度和药动学参数的个体差异,从而导致临床疗效的个体差异。

3)具有非线性药动学特征的药物:此类药物在一定剂量范围内,机体对其消除能力存在一定饱和性,当药物代谢酶或转运载体出现饱和时,表现为零级动力学过程,剂量的少量增加即可导致血药浓度的急剧升高,出现毒性反应,如苯妥英钠、茶碱、水杨酸、阿司匹林等。

4)怀疑药物中毒,且中毒性症状与疾病症状相似:如果怀疑药物超量引起中毒,且中毒症状与疾病的临床表现相似,TDM 有助于判断是剂量不足引起的疾病进展,还是药物过量的中毒症状。如抗排异药物环孢素、他克莫司、吗替麦考酚酯等常用于肾移植术后,剂量过高引起的中毒和剂量过低产生的无效治疗均表现为肾功能衰竭,导致肾移植的失败。

5) 遗传因素导致药物代谢动力学个体差异:如免疫抑制剂环孢素、他克莫司等,该类药物主要经肝脏 CYP450 代谢,代谢酶的基因多态性导致药物的个体差异明显。

6) 联合用药易产生相互作用的药物:两种或两种以上药物联合应用,可能发生药代动力学相互作用;或为肝药酶诱导或抑制作用改变药物的药代动力学过程;或为血浆蛋白结合竞争性置换作用改变游离药物,导致药物效应的改变。如红霉素、环丙沙星与茶碱合用,可使茶碱血药浓度增加,胺碘酮、红霉素与地高辛合用,可使地高辛血药浓度增加。TDM 可作为判断有无相互作用发生,作为调整剂量的依据。

7) 患者的病理状态明显影响药物的体内过程:肝脏是药物代谢的主要场所,肝功能受损时,肝药酶代谢能力降低,服用主要经肝脏代谢消除的药物,如利多卡因、茶碱、伏立康唑等,可导致体内药物蓄积。肾脏是很多药物的主要排泄器官,肾功能损害时,主要经肾排泄的药物,如氨基糖苷类抗菌药物,排泄量减少,会导致血药浓度升高。

8) 依从性不佳或产生耐受性的患者:如发生不明原因的药物效应变化,可能由于患者缺乏依从性,导致治疗失败,进行 TDM 药物血药浓度有助于判断患者的依从性情况。此外,长期应用肝药酶诱导剂或抑制剂,可导致药物代谢能力增加或降低,产生耐受性,从而引起药物效应改变,TDM 有助于鉴别是否产生耐受性。

9) 用药目的不同,获得有效治疗所需血药浓度不同:氨基糖苷类抗菌药物用于治疗严重感染疗程长,剂量大,需要进行监测,而用于轻度感染和尿路感染时所需剂量较低,中毒危险性小,则不必进行监测。

(3) 治疗药物监测的影响因素

1) 药物因素

①药物制剂:同一药物的不同剂型或制剂工艺均会引起体内药代动力学参数的改变,特别是药物的晶型结构、制剂辅料组成等可以导致制剂生物利用度差异。

②服药及样本采集时间:由于体内药代动力学过程是随时间动态变化的,服药和采血的时间不准确,会对血药浓度有很大影响。

③合并用药:临床药物治疗过程中常伴有合并用药的情况,合并药物中很多药物具有肝药酶诱导或抑制作用,可显著改变其他药物的药动学性质,导致血药浓度变化。同时,合并药物还可能干扰被监测药物浓度的分析测定。患者的一些嗜好(如吸烟、饮酒等)也会影响药物体内处置过程,需详细了解和

记录患者各项信息,判断其体内相互作用的情况,从而正确分析血药浓度。

2) 机体因素

①年龄:由于机体不同发育阶段各器官功能有所差异,不同年龄人群个体对药物的处置过程有所不同。例如,新生儿肝药酶的活性较低或缺乏,对药物的敏感性较高;老年人的肝药酶的活性降低,使药物代谢减慢,而且随年龄增长,老年人的排泄功能降低,均会导致血药浓度升高。

②性别:临床研究发现性别对某些药物的血药浓度也有一定的影响。例如,肾移植患者口服环孢素后,女性患者的 AUC_{0-12} 明显小于男性患者,但血药浓度达峰较男性慢。此外,女性在妊娠、分娩和哺乳期,对某些药物的反应具有一定的特殊性。

③身高体重:体重(脂肪含量)差异可以影响某些药物的体内分布。例如,茶碱主要分布在非脂肪或脂肪较少的组织中。体重和身高会影响 V_d、CL 等药物代谢动力学参数,进而会影响药物给药剂量。

④依从性:患者的依从性是一个不容忽视的问题。有研究表明,近50%患者依从性较差,在长期用药过程中不按照医嘱进行服药,最终导致治疗失败。在进行 TDM 未能检测出体内的药物浓度,并确认操作无误的前提下,应询问患者是否遵医嘱服药。

⑤病理状态:患者的病理状态对药物体内过程会产生很大影响。肝脏是药物代谢的主要器官,而肾脏排泄是大多数药物排出体外的主要途径。当患者肝肾功能发生损害时,药物的代谢及排泄功能下降,药物从体内消除减慢、血药浓度升高。在评价和调整患者血药浓度时,应参考 TDM 申请表中患者生理、病理情况。

⑥遗传因素:大量研究发现,不同种族或同种族的不同个体之间肝药酶活性存在先天性差异,使药物代谢呈遗传多态性。

3) 环境因素:随着社会现代化程度加剧,日常生活环境中越来越多的化学物质通过饮食、呼吸等方式进入体内,改变肝药酶的活性,进而改变药物体内代谢过程,使血药浓度升高或降低。例如,化学工作者长期接触化学物质(多环芳香烃类和挥发性全麻药)可以诱导肝药酶的活性,加速相关药物的代谢。

4) 时间因素:很多药物体内吸收、分布、代谢和排泄过程有一定的昼夜节律性。给药时间不同,药物的体内过程有所差异。例如,人体对脂溶性药物早晨服用比傍晚服用吸收快,如一天服用一次则尽量选择晚上给药;药物代谢酶活性的昼夜节律会导致药物代谢过程差异,如晚8点服用吲哚美辛后,代谢产物甲基吲哚美辛含量明显高于早8点服药。

需要进行 TDM 的药物浓度参考范围见表4-9。

表 4-9　需要进行 TDM 的药物浓度参考范围

药物	参考范围
环孢素	谷浓度:50~300ng/ml
他克莫司	谷浓度:成人 5~20ng/ml
卡马西平	4~12μg/ml
丙戊酸钠	50~100μg/ml
苯巴比妥	10~40μg/ml
苯妥英钠	10~20μg/ml
乙琥胺	40~100μg/ml
地高辛	0.5~2.0ng/ml
胺碘酮	0.5~2.5μg/ml
万古霉素	谷浓度:10~20μg/ml
庆大霉素	谷浓度:0.5~2.0μg/ml;峰浓度:5~10μg/ml(严重感染:8~10μg/ml)
阿米卡星	谷浓度:5~10μg/ml;峰浓度:20~30μg/ml
茶碱	谷浓度:成人 10~20μg/ml,新生儿 5~10μg/ml
甲氨蝶呤	给药结束 24 小时后浓度小于 10μmol/L,48 小时后大于 1μmol/L,72 小时后小于 0.1μmol/L
氟胞嘧啶	谷浓度大于 40mg/L
伏立康唑	谷浓度:0.5~5mg/L
伊曲康唑	预防感染:谷浓度 0.5mg/L(HPLC 法)或大于 3mg/L(免疫法) 治疗感染:谷浓度 1~4mg/L(HPLC 法)或 3~17mg/L(免疫法)
泊沙康唑	预防感染:谷浓度大于 0.7mg/L 治疗感染:谷浓度大于 1mg/L

2. 药物基因组学与个体化用药

(1) 药物代谢酶与个体化用药:药物代谢酶基因多态性的研究是目前关于药物基因组学研究和个体化用药方案制订过程中最为重要的组成部分。基于药物代谢酶基因多态性开展个体化药物治疗已成为各大医院临床药学服务的内容之一。CYP 家族主要参与药物的 I 相代谢,其中与个体化用药关系最为密切的 CYP 代谢酶有 CYP2C9、CYP2D6、CYP2C19、CYP3A4、CYP1A2 和 CYP2E1 等。

1) CYP2C9:CYP2C9 是 CYP2C 亚家族中表达量最高的同工酶,占肝脏 CYP 代谢酶总量的 18%~30%,大约代谢上市药物中的 10%,如非甾体抗炎药、抗癫痫药、血管紧张素 II 受体阻滞剂、口服抗凝血药、选择性 COX-2 抑制剂、抗肿瘤药等。CYP2C9 在人群中存在高度基因多态性,已发现的基因型超过 50 种,其中,*CYP2C9*2* 在亚洲人群中几乎没有,*CYP2C9*3* 杂合子的比例约为 4%,*CYP2C9*2* 和 *CYP2C9*3* 两种突变导致酶活性分别只有野生型的 70%~90% 和 10%~20%。

华法林是广泛使用的口服抗凝血药,其疗效明确,但治疗窗窄,并且药物反应存在较大的个体差异,需要反复调整剂量。华法林是一种消旋混合物,由等比例的同分异构体构成,其中 S- 华法林在体内主要经过 CYP2C9 代谢为低活性的产物。与野生型 *CYP2C9*1* 患者相比,携带有 *CYP2C9*2* 和 *CYP2C9*3* 突变等位基因的患者接受华法林治疗时发生出血的风险大大增加,达到稳定 INR 所需的剂量远小于野生型患者。例如,对 *CYP2C9*3* 纯合子突变患者,每天给药 0.5mg 约与野生型患者每天给药 5~8mg 治疗效果相当。由此可见,明确 CYP2C9 基因型对预测华法林的给药剂量具有重要指导价值。

2)CYP2C19:CYP2C19 约占肝脏 CYP 代谢酶总量的 3%,大概涉及 5% 药物的代谢,是氯吡格雷、普拉格雷、西酞普兰、伏立康唑和质子泵抑制剂(如奥美拉唑、兰索拉唑)等药物的主要代谢酶。CYP2C19 也具有显著的基因多态性,根据代谢活性,可分为超快代谢型、快代谢型、中间代谢型和慢代谢型。*CYP2C19*1* 被定义为野生型,属于快代谢型。亚洲人群最常见的 3 种多态性分别是 *CYP2C19*2*、*CYP2C19*3* 和 *CYP2C19*17*,其中 *CYP2C19*2* 和 *CYP2C19*3* 杂合子为中间代谢型,纯合子为慢代谢型,*CYP2C19*17* 杂合子和纯合子均为超快代谢型。

氯吡格雷是目前基于 CYP2C19 基因多态性开展个体化治疗的成功案例之一,氯吡格雷本身是一种前药,需要在肝脏中代谢为活性产物。与野生型相比,慢代谢型代谢产率低,药物起效慢,发生心血管的风险更高。因此,中间代谢型和慢代谢型患者服用常规剂量氯吡格雷后可能无效或者效果欠佳,对于这类患者,可根据患者实际情况,建议换用替格瑞洛或普拉格雷。

3)CYP2D6:CYP2D6 是研究最早、最深入的 CYP 代谢酶,虽然只占 CYP 总量的 2%~4%,但是它可以代谢约 25% 的临床药物,如他莫昔芬、去甲替林、卡维地洛、美托洛尔、可待因等。CYP2D6 的基因存在显著的多态性和个体差异,每种多态性都由一种或几种突变组合而成,其中 *CYP2D6*1* 为野生型。CYP2D6 基因的多态性较为复杂,大致可以分为 3 类,即野生型(活性正常)、活性减弱型和活性缺失型。根据以上 3 种类型进行基因评分,分别为 1.0 分、0.5 分和 0 分。如果有基因拷贝数的扩增,则相应地将上述分数乘以拷贝数,最后整个基因的总分是所有等位基因的评分之和,一般均为 0~3.0 分,也有少数基因超过 3.0 分。0 分是慢代谢型,说明患者携带无功能突变;0.5 分是中间代谢型,说明患者携带 1 个无功能或功能减弱突变;1.0~2.0 分是快代谢型,说明患者携带 2 个正常功能突变或者 1 个正常功能突变和 1 个无功能或功能减弱突变;大于 2.0 分是超快代谢型,说明患者携带 2 个以上功能性突变。

以乳腺癌的内分泌治疗药物他莫昔芬为例,说明如何利用 CYP2D6 的基因多态性指导个体化用药。对于慢代谢型患者,也就是评分为 0 的患者,使用该药物不能预防肿瘤复发及延长生存期,建议更换其他类型的药物,如患者绝经后可使用芳香化酶抑制剂;对于中间代谢型患者,即评分为 0.5 的患者,使用他莫昔芬应同时避免使用 CYP2D6 酶抑制剂,且应适当增加剂量;对于快代谢或超快代谢患者,可按照正常剂量使用他莫昔芬,但应密切监护患者的不良反应,不良反应明显时,应适当减量。

4) CYP3A4/5:CYP3A4 和 CYP3A5 的底物基本一致,通过体内外表型很难对他们进行区分,CYP3A5 在肝脏和小肠内的含量低于 CYP3A4,但是其遗传变异对代谢的影响却显著高于 CYP3A4。

他克莫司是一种免疫抑制剂,临床广泛应用于降低肝、肾移植后的免疫排异反应,疗效明确,但是治疗窗窄。研究表明,他克莫司的血药浓度会受到 CYP3A5 的强烈影响。对于慢代谢型患者(*CYP3A5**3/*3),建议给予常规起始剂量;对于中间代谢型患者(*CYP3A5**1/*3)或快代谢型患者(*CYP3A5**1/*1),起始剂量可增加至常规剂量的 1.5~2 倍。

另外,Ⅱ 相代谢酶中尿苷二磷酸葡糖醛酸基转移酶(UGT)、谷胱甘肽 *S*-转移酶(GST)、硫嘌呤甲基转移酶(TPMT)、*N*- 乙酰基转移酶(NAT)催化药物中的极性基团与体内葡糖醛酸、硫酸、谷胱甘肽的结合反应,它们的基因多态性在药物代谢过程中也具有重要作用。例如,对于接受伊立替康化疗的患者,*UGT1A1**28 和 *UGT1A1**6 突变患者发生毒副作用的风险显著增加,因此 FDA 明确指出此类患者用药前需进行 UGT1A1 的基因型检测。*GSTP1 rs1695 A* 等位基因携带者对铂类药物不敏感,应选择其他化疗方案。NAT2 的多态性对抗结核药异烟肼的临床用药具有重要指导意义,对于慢代谢型患者,需要进行剂量调整,避免产生肝毒性的风险。

(2) 药物转运体与个体化用药:细胞膜上转运蛋白编辑基因的改变可能导致转运蛋白分子结构、功能活性以及表达量的变化,从而造成药物反应的个体差异。目前,基于转运蛋白基因多态性的个体化用药方案也在临床中得到了推广和应用。药物转运体主要包括:ATP 结合盒转运体(ATP-binding cassette transporter,ABC 转运体)和溶质转运蛋白(solute carrier,SLC)两大超家族。根据分子被转运的方向,ABC 转运体全部为外排转运体,SCL 超家族中除 MATE 外,其他均为摄取转运体。

1) 外排转运体:P 糖蛋白(P-glycoprotein,P-gp)是肿瘤细胞中最早被发现的外排转运体,可导致肿瘤细胞出现多药耐药性,也是目前个体化用药研究中最受关注的转运蛋白之一。已知可被 P-gp 转运的药物有数十种,包括镇痛药、抗肿瘤药、抗艾滋病和丙型肝炎的蛋白酶抑制剂、免疫抑制剂、抗菌药等。P 糖蛋白的编码基因 *ACBC1* 具有显著的多态性,其中 *C1236T*、*C3435T* 和 *G2677T/A* 三个位点的突变可影响 ACBC1 的功能,改变 P-gp 的表达量,进而影响药物的敏感性和毒副作用,但是由于研究数据有限,目前尚无明确根据 ABCB1 的基因型进行个体化指导使用的药物。

2)摄取转运体:OATP1B1 是一种有机阴离子转运多肽(organic anion transporting polypeptide,OATP),属于摄取转运体,主要分布于肝脏,其底物数量众多,主要包括他汀类降血脂药(如辛伐他汀、普伐他汀)、甲氨蝶呤以及胆汁酸、白三烯和甲状腺激素等内源性物质。OATP1B1 的编码基因 *SLCO1B1* 具有显著的基因多态性,*T521C* 突变可降低 OATP1B1 的转运功能。对于他汀类药物,OATP1B1 的主要作用是促进肝脏摄取,因此,*T521C* 突变可以预测他汀类药物毒副作用的发生。例如对于辛伐他汀,具体指导原则如下:野生型患者转运体活性正常,发生毒性反应的风险低,起始剂量可以使用 80mg;突变型杂合子患者的转运体活性中等,发生毒副作用的风险为中等,应当考虑降低起始剂量至 20mg;突变型纯合子患者的转运体活性低,发生毒副作用的风险高,应当使用其他药物。若患者同时使用 OATP1B1 抑制剂(如环孢素),辛伐他汀的剂量需进一步降低。

(3)药物作用靶点与个体化用药

1)受体:大部分药物需要与特定的受体结合后才能发挥其药理作用,但编码这些药物作用受体的基因多态性可能会造成患者对药物敏感性的差异和毒副作用的差异,因此,基于药物作用受体基因多态性开展个体化用药可以提高药物的有效性和安全性。β_2 受体是一种 G 蛋白偶联受体,是内源性儿茶酚胺和许多药物的受体,其 *Arg16Gly* 基因多态性与 β_2 受体激动剂的敏感性相关,临床中可以根据其基因型制订 β_2 激动剂和短效 β_2 激动剂等药物个体化用药方案。

2)酶:维生素 K 环氧化物还原酶(vitamin K epoxide reductase,VKOR)是香豆素类药物(如华法林)的作用靶点,由 *VKORC1* 基因编码。*VKORC1* 基因非编码区的 *-1639G>A* 突变导致转录水平降低,VKOR 酶含量较低,因此所需香豆素抗凝血药的剂量较低。

血管紧张素转换酶(angiotensin converting enzyme,ACE)是肾素 - 血管紧张素 - 醛固酮(RAS)系统的重要组成,负责将血管紧张素 I 转化为血管紧张素 II。临床可根据血管紧张素原、血管紧张素转换酶和血管紧张素 II 受体的基因多态性预测患者对血管紧张素转换酶抑制药及血管紧张素 II 受体阻滞剂的反应,协助患者在高血压治疗过程中的个体化用药。

3）转运体:5-羟色胺转运体(serotonin transporter,5-HTT)是选择性5-羟色胺再摄取抑制剂和三环类抗抑郁药的直接作用靶点。5-HTT由 *SLC6A4* 编码生成,该基因5′端启动区具有常见多态性,即44个碱基对的插入或缺失,缺失基因型命名为"短",插入则为"长"——长联多态性区域(long linked polymorphic region,LPR)。多项研究发现,携带"长"突变的患者使用抗抑郁药效果更佳。

多巴胺转运体(dopamine transporter,DAT)位于中枢多巴胺能神经元突触前膜,主要负责再摄取突触间隙的多巴胺。目前,已经发现帕金森病、Tourette综合征、双向情感障碍等的发病机制都可能与DAT相关。DAT的编码基因 *SLC6A3* 的3′端非翻译区40个碱基对的可变数目串联重复序列(variable number of tandem repeat,VNTR)存在两种多态性等位基因:9倍重复和10倍重复。研究表明,携带10倍重复的患者服用哌甲酯效果不佳的比例相对较高,可能是由于10倍重复突变时DAT表达减少,进而哌甲酯作用的DAT较少造成的。

4）信号转导相关蛋白:在肿瘤的发生和发展过程中,某些基因可能与病情的恶化和预后密切相关,这类基因也可能导致药物治疗的有效性和安全性存在个体差异。人表皮生长因子受体(epidermal growth factor receptor,EGFR)是一种分布在细胞膜上的酪氨酸激酶受体,被认为是多种类型肿瘤发生的一个驱动因素。

EGFR抑制剂可阻断EGFR通路,从而抑制肿瘤细胞的增殖和分化。针对EGFR的靶向药物已在临床中广泛应用,其中最重要的两类分别是:小分子EGFR酪氨酸激酶抑制剂如吉非替尼、厄洛替尼;单克隆抗体,如西妥昔单抗、帕尼单抗等。*EGFR* 第19号外显子上的 *E19del* 突变和21号外显子上的 *L858R* 突变是敏感型突变,20号外显子上的 *T790M* 突变为耐药型突变。敏感型突变基因携带患者使用吉非替尼的疗效比野生型或耐药型基因携带患者疗效更为显著。因此,非小细胞肺癌患者在使用EGFR抑制剂之前都要对EGFR突变进行检测,无突变或耐药突变患者应采用其他治疗方案。

其他在肿瘤中常见的信号转导蛋白,如HER2、c-kit和BRAF等,在肿瘤的靶向治疗中也具有重要作用,在治疗前应该进行基因型检测,对于敏感型突变的患者使用相应靶点的药物,可提高患者的缓解率,降低疾病进展风险。

(4)人类白细胞抗原与个体化用药:人类白细胞抗原(human leucocyte antigen,HLA)编码基因的多态性与药物严重不良反应相关。*HLA-B**1502 编码的主要组织相容性复合体分子会将卡马西平、奥卡西平和别嘌醇等药物错误地识别为外源性抗原并激活免疫反应,诱发 Stevens Johnson 综合征、中毒性表皮坏死松解症等严重不良反应。此外,阿巴卡韦导致的药物超敏反应综合征,氟氯西林引起的药物性肝损伤也与 HLA 基因多态性有较强的相关性。

临床已开展的药物相关基因检测项目见表 4-10。

表 4-10　临床已开展的药物相关基因检测项目

药物类别	药物	相关基因
抗凝血药	氯吡格雷,普拉格雷,替卡格雷	$CYP2C19$
	华法林	$CYP2C9$
		$VKORC1$
抗癫痫药	卡马西平、奥卡西平、苯妥英钠	$HLA\text{-}B^*1502$
抗精神病药、抗抑郁药	阿立哌唑、氟米帕明、多塞平、帕罗西汀、氟西汀、氯氮䓬、氯氮平、奥氮平、奋乃静、普罗替林、利培酮、文拉法辛、曲米帕明	$CYP2D6$
降血脂药	阿托伐他汀	$LDLR^1$、$CYP3A4$
	瑞舒伐他汀	$LDLR$、$CYP2C9$
	普伐他汀	$LDLR$、$ApoE2^2$
抗高血压药	美托洛尔、普萘洛尔、卡维地洛	$CYP2D6$
抗真菌药	伏立康唑	$CYP2C19$
抗肿瘤药	吉非替尼	$EGFR$
	伊马替尼	$c\text{-}kit$
	伊立替康	$UGT1A1$
	氟尿嘧啶	DPD^3
	卡培他滨	DPD
质子泵抑制剂	奥美拉唑、泮托拉唑、兰索拉唑	$CYP2C19$

注:1. $LDLR$,即 LDL 受体基因,其突变可导致 LDL 受体活性降低,导致家族性高胆固醇血症。

2. $ApoE2$ 突变导致普伐他汀药物效应相关的作用靶点 ApoE 的活性降低,进而导致普伐他汀的降血脂效果降低。

3. DPD 是一种氟尿嘧啶的代谢酶,DPD 缺乏会阻断氟尿嘧啶的代谢途径,导致细胞毒性。DPD 具有 40 多个突变位点,其中研究较多的是 $DPYP^*2A$,其携带者更容易发生严重的不良反应。

3. 临床个体化用药方案的制订方法

(1)个体化用药干预过程

1)查阅资料:为了更好地设计个体化用药方案,首先需要对药物、患者、治疗以及检测方法等相关信息进行收集。对药物理化性质、药物代谢动力学特征等相关信息的全面了解,有助于合理选用体内药物浓度检测方法;对患者人口学特征、病理生理状态、基因多态性等信息的全面了解,有助于分析影响药物体内过程的因素;对治疗信息的了解则会直接影响给药方案的调整建议。

2) 初始给药方案制订:对于有效治疗浓度已经确定的药物,可以按照以下步骤进行初始化给药方案制订。①根据诊断结果及患者的具体情况,选择适合的药物剂型和给药途径;②根据药物治疗指数和半衰期,确定给药间隔;③根据血药浓度范围,计算最佳给药剂量(包括负荷剂量和维持剂量);④将通过以上三步确定的用药方案用于患者,观察疗效和反应,监测血药浓度并进行安全性和有效性的评价及剂量调整,直至获得最佳的给药方案。

如需进行个体化用药方案的调整,先要了解药物在体内的代谢过程,必要时可采集患者的血样进行药物浓度检测,确定药物代谢动力学参数,以制订更优化的给药方案。

3) 调整个体化用药方案:根据测得的血药浓度结果是否落在相应的治疗浓度参考范围内来判断药物是否有效、是否发生中毒以及患者是否正常服药等。同时,可以据此调整药物剂量,如血药浓度低于最低有效浓度,可适当增加给药剂量。必须明确的是,有效浓度只是一个参考,如果临床表现与血药浓度是否在有效浓度范围内不相关,应根据临床的疗效和毒性反应进行剂量调整。

此外,血药浓度受很多因素影响,尤其是当预期结果与实测结果相差较大时,应对可能的影响因素包括检测结果、预期结果、依从性、病理生理情况、药物代谢动力学等进行评价。

(2) 个体化用药方案制订的一般步骤:①根据诊断结果及患者的具体情况,选择适合的药物制剂及给药途径;②制订初始给药方案(包括给药剂量和给药间隔等);③观察患者初始给药后的临床效果,必要时,按一定时间间隔采集样本;④根据血药浓度 - 时间数据,计算患者药动学参数,结合临床经验和参考资料对初始给药方案进行调整;⑤按调整后的方案给药,必要时反复调整给药方案,直至获得满意治疗效果。

(二)常见个体化用药案例分析

1. 华法林

【案例 4-11】 患者,男,79 岁,因"间断胸闷、胸痛 5 年余,伴喘憋 1 个月"入院,入院诊断:冠状动脉硬化性心脏病,稳定型心绞痛,心功能 3 级,高血压病 3 级(极高危),2 型糖尿病,房颤。给予华法林抗凝治疗,初始剂量为 1.5mg,p.o. q.d.,第 6 天测凝血国际标准化比值(INR)结果为 1.23。

问题: 临床药师应如何为该患者提供个体化用药指导?

解析: 临床药师建议医生为患者做华法林相关基因分型检测,结果为:*VKORC1-1173* 突变杂合子型,*CYP2C9-1075* 野生型。临床药师根据公式计算华法林使用的剂量为每周 23mg(平均日剂量为 3.3mg),于是建议医师将华法林使用剂量调整为 3.75mg,p.o. q.d.,第 15 天查 INR 值为 1.41。临床药师再次分析可能影响华法林代谢的因素,发现患者因癫痫,入院前长期使用卡马西平,属于肝药酶诱导剂,建议停用,第 24 天复查 INR 值为 2.2,提示华法林使用剂量达到治疗要求。

2. 氯吡格雷

【案例 4-12】患者,男,57 岁。因"恶心、呕吐一天"入院。入院诊断:腔隙性脑梗死、高血压病 3 级(极高危)。患者 1 年前确诊为冠心病,医生给予阿司匹林肠溶片 100mg,p.o. q.d. 治疗,但因胃部烧灼感等胃肠道不适反应,遂自行停药。因此,本次入院,医师给予氯吡格雷 75mg,p.o. q.d. 治疗。

问题:如何为该患者进行个体化用药方案设计?

解析:临床药师建议为患者行氯吡格雷基因检测,结果提示该患者携带两个突变的功能缺失型等位基因,为 CYP2C19 慢代谢型,对于此类患者,氯吡格雷活性代谢物暴露下降,不能充分抑制血小板,药物疗效降低。因此,临床药师,建议医生考虑换药。于是,医师停用氯吡格雷,换用吲哚布芬 200mg,p.o. q.d. 作为抗血小板治疗,住院观察几日后未出现不良反应,患者病情好转出院,嘱院外坚持口服吲哚布芬片作为疾病的二级预防。

3. 苯妥英钠

【案例 4-13】患者,女,21 岁,42kg。5 个月前首次出现癫痫大发作,服用苯妥英钠 0.3g q.d.。近几日,患者出现精神不振,懒言少语,纳差,头晕等症状。入院治疗后,实验室检查结果基本正常,难以确定病因。

问题:如何应用 TDM 进行用药方案调整?

解析:检测其苯妥英钠血药浓度谷值 52.1μg/ml,远大于治疗浓度(有效血药浓度范围 10~20μg/ml),据此初步诊断为:苯妥英钠中毒。立即停药 5 天,患者精神明显较前好转,此时检测血药浓度降至 35.2μg/ml。出院后改服苯妥英钠剂量 0.2g,q.d.,1 个月后复诊,患者精神良好,无发作,查血药浓度为 13.2μg/ml。

4. 伏立康唑

【案例 4-14】患者,男,46 岁,79kg。肾移植术后 9 天,自述胸闷、呼吸不畅,体温正常,无明显咳嗽、咳痰,行胸部 CT 示双肺炎症,诊断为"医院获得性肺炎"。给予亚胺培南西司他丁钠 0.5g,i.v.gtt. q.6h.,伏立康唑 300mg,i.v.gtt. q.12h. 抗感染治疗。用药第 2 天,患者出现幻觉、眼前飞物、视物模糊、手部不自主颤抖、心慌、胸闷等症状。

问题:作为临床药师应该如何指导该患者的个体化用药?

解析:根据该患者用药后出现的症状,判断可能为伏立康唑引起的中枢神经系统不良反应、视力障碍等,因此将伏立康唑减量为 200mg,i.v.gtt. q.12h.,

并进行血药浓度监测。用药第4天,患者伏立康唑血药浓度为3.4μg/ml,上述症状未减轻,于是停用伏立康唑200mg,i.v.gtt. q.12h.,改为伏立康唑片150mg,p.o. q.12h.;第6天,上述症状减轻,但仍有胸闷、幻觉症状;第10天,症状仍持续,且出现电解质紊乱,K^+ 13.39mmol/L,Ca^{2+} 0.12mmol/L,此时伏立康唑血药浓度为0.73μg/ml,未达到其有效治疗浓度(2~4μg/ml),于是增加伏立康唑片至200mg,p.o. q.12h.。次日,患者胸闷不适症状加重。临床药师结合该患者伏立康唑治疗浓度不达标及不良反应无法耐受情况,建议停用伏立康唑,换用伊曲康唑片200mg,p.o. q.12h.;第12天,患者胸闷症状减轻,体力较前明显好转,继续服用伊曲康唑片满2个月直至好转。

5. 氨茶碱

【案例4-15】患者,男,66岁,61kg。支气管哮喘,使用氨茶碱100mg,p.o. t.i.d. 治疗。检测谷浓度为20.4μg/ml。近日,患者出现恶心、呕吐,测峰浓度为30.1μg/ml,远远超出了安全范围。

问题:患者血药浓度升高的原因是什么?如何利用TDM调整药物治疗方案?

解析:临床药师经过询问病史,患者由于痛风发作口服别嘌醇0.1g,t.i.d. 治疗。因此,分析其原因可能是:由于别嘌醇抑制黄嘌呤氧化酶(氨茶碱等黄嘌呤类药物体内代谢的酶)的活性,致使茶碱清除率降低,引起茶碱血药浓度升高。调整用药方案为氨茶碱为50mg,p.o. t.i.d.。三天后复查血药浓度:峰值16.2μg/ml,谷值15.1μg/ml,恶心、呕吐症状消失。

6. 万古霉素

【案例4-16】患者,男,82岁,62kg,3个月前无明显诱因出现咳嗽、咳痰,咳黄色黏痰,量较多,气促,体温最高38.5℃。查血常规:白细胞14.2×10^9/L,中性粒细胞百分比89.1%。胸片:双肺感染性病变。根据药敏结果先后予"哌拉西林他唑巴坦、左氧氟沙星"等抗感染治疗后,咳嗽、咳痰较前有好转,无再发热。入院12天前出现咳嗽、咳痰加重,咳黄色黏痰,痰量增多,肺部听诊双下肺湿啰音较前增多。入院后:查血常规,白细胞16.2×10^9/L,中性粒细胞百分比81.1%;尿常规,尿蛋白++;生化,尿素氮8.8mmol/L,肌酐57μmol/L;降钙素原0.19ng/ml;3次痰培养检出耐甲氧西林金黄色葡萄球菌;血气分析(FiO_2 41%)pH 7.25,$PaCO_2$ 60mmHg,PaO_2 64mmHg;床边胸片,双下肺少许感染性病灶,与旧片对比,右下肺病灶较前进展,考虑肺部感染加重。予以"万古霉素0.5g i.v.gtt. q.12h."抗感染。

问题:如何结合患者的情况,合理使用万古霉素?

解析:由于万古霉素治疗指数窄,肾毒性大,且患者高龄,因此应根据血药浓度调整治疗方案,以提高患者的疗效,减少不良反应。在给患者第4剂万古霉素前,检测血药浓度 19.8μg/ml,在谷浓度的有效范围(15~20μg/ml)偏上限,综合考虑患者疗效和安全性,建议医生必要时可将患者的血药浓度调整为正常范围的下限。同时,老年患者由于生理功能和代偿功能的减退,会导致血浆半衰期延长,使游离型药物增多,但医生考虑患者炎症尚未控制,未将万古霉素减量。1 周后患者咳嗽减轻,第 2 周复查患者肾功能,尿常规,尿蛋白 ++,生化,尿素氮 14.9mmol/L,肌酐 128μmol/L,较前升高;计算该患者的肌酐清除率为 34.34ml/min,提示该患者的肾功能受损,临床药师再次进行血药浓度检测,结果显示谷浓度为 22.6μg/ml,高于有效范围上限,建议临床医生将万古霉素减量为 0.5g,i.v.gtt. q.d.,医生接受。达到稳态后,再次测得血药谷浓度为 16.8μg/ml,期间症状、体征平稳,血常规、血尿素氮、肌酐逐渐恢复正常,直至症状平稳,感染控制良好,停用万古霉素。

☞ 教学评估

分别于授课前后进行个体化用药知识理论测试,通过两次测试的成绩之差,确定学员在授课前后理论成绩提高幅度。

◎ 思考题

1. 作为临床药师师资如何让学员尽快掌握个体化用药与药物治疗监测等相关理论知识?

2. 针对个体化用药的理论内容,作为临床药师师资如何组织学员进行实践学习?

3. 结合个体化用药的理论知识,临床药师师资如何激发临床药师学员在日常工作中进行个体化用药相关药学研究?

五、药学信息服务

☞ 教学目标

1. 培养师资学员指导临床药师学员进行药学信息服务相关理论知识学习的能力。

2. 通过实践教学,培养师资学员指导临床药师学员查找与分析药学信息资源的能力。

☞ 教学流程

药学信息服务教学流程(图 4-9)分为六个步骤。

第一步:药学信息服务教学简介,介绍教学目标、方法、内容及考评标准。

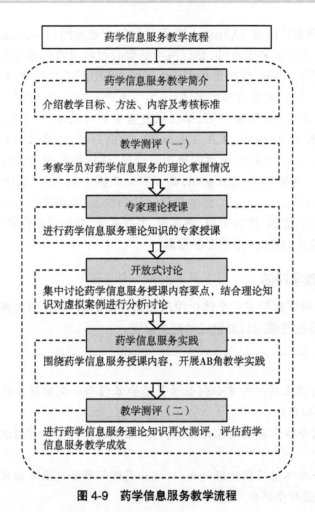

图 4-9　药学信息服务教学流程

第二步：进行第一次教学测评,考察学员对药学信息服务的理论掌握情况。

第三步：专家理论授课,邀请专家对药学信息服务理论知识进行授课。

第四步：授课专家组织学员,集中讨论药学信息服务授课内容要点,并结合理论知识对虚拟案例进行分析讨论。

第五步：根据授课内容,开展 AB 角教学实践。

第六步：实践后再次对药学信息服务理论知识进行测试,评估教学成效。

教学方法

1. "角色互换,AB 角互评"的互动式教学　在药学信息服务教学过程中,师资学员既担任老师 A 角又担任学生 B 角,以不同"角色"互换学习,使师资学员更加了解学生对老师的需求以及老师对学生的引导,强化学员带教思维及模式,提高其带教能力。

2. 以临床问题为牵引的教学 强调从实际问题入手,激发学员的学习兴趣,让学员针对性运用药学信息服务理论知识,通过临床病例培养师资学员引导临床药师学员应用药学信息服务,提高学员应用药学信息服务的能力。

3. AB 角临床实践技能质量评价标准 根据药学信息服务教学和 AB 角药学查房教学目标建立了药学信息服务的 AB 角临床实践技能质量评估表,保证每一个教学环节都有标准、有规范、可量化,加强药学查房教学质量控制。

4. 虚拟案例教学法 通过一些真实的、改编的或虚拟案例对药学信息服务教学内容进行分析、讨论。

👉 教学内容

(一)教学测评

以问答题的形式围绕教学目标设计考题,考察学员对药学信息服务理论知识及其临床应用的认知水平,由带教师资进行评分。

(二)理论授课

1. 药学信息服务

(1)药学信息及药学信息服务的定义:药学信息(drug information,DI),是指面向医生、护士、患者以及普通民众等广大人群提供的药物治疗相关的口头或书面的用药信息。这些信息可以用于具体的患者,或以疾病治疗指南、药学网站等多种形式用于具体的人群从而促进安全合理用药。药学信息服务(drug information service,DIS)是所有涉及药学信息的服务活动,是指药师为了指导合理用药所进行的关于药学信息的收集、整理、评价、提供和利用等工作。

DIS 的目的是通过提供优质的药学信息从而促进合理用药。DIS 是药学服务的基本职能,药师应提供最新、及时、准确、客观、恰当的药物治疗信息。

(2)药学信息服务的内容:为了提供高效的药学信息服务,药师应该具备良好的口头和书面沟通能力,能预测和评估患者和医疗人员对药学信息的需求,获取完整的背景信息,采用系统化的手段去检索和评估文献(包括研究类型、方法学、发表偏倚、局限性和适用性),恰当地整合、交流、记录和应用相关药学信息。

药学信息服务的内容包括以下几个方面。

1)药学信息的收集、整理、保管和评价。

2)向患者、家属、医疗工作者和其他人员提供药学信息咨询服务,确保药品得到正确、合理的使用。

3)以疗效、安全性、费用和患者因素为科学依据,建立和维护处方集,为临床提供科学、全面的用药指导。

4）参与"药物不良事件"和"药物不良反应"监测，发现问题并及时分析、总结，上报相关部门。

5）提供用药审查服务，提出用药方案中潜在问题，以便医师制订更好的用药方案。

6）编写药讯，宣传药品使用的法律法规、不良反应和合理用药信息。

7）对医师、药师、药学专业学生和其他医疗工作者进行药学信息的教育和培训工作。

8）对药品的使用进行评价，为药品监督管理部门提供药品上市后再评价数据，确保药品使用的安全可靠。

9）开展药学信息服务的研究工作，探索更多、更好的药学信息服务方式和技术，促进药学信息服务水平的提高。

10）加强医疗机构之间药学信息交流和合作。

（3）药学信息来源：可靠的药学信息来源是药师从事药学服务的基石。随着药学信息技术的迅猛发展，医学知识数量剧增，获取信息的途径也发生了巨大的变化。传统的纸质资源正在被数量巨大的电子数据库和移动应用所取代，使得药师在获取相关药学信息时更加方便和快捷。

根据内容和功能的不同，药学信息资料可分为一级、二级和三级资源。一级资源即原创性论著，包括病例报道、实验研究等，是二级和三级资源的基础。二级资源主要用于检索一级资源，数据库如中国期刊全文数据库（CNKI 等）和 PubMed 等是常用的二级信息资源。三级资源是对一级资源和二级资源的分析研究结果，如教科书、综述文章、临床实践指南等。一般而言，查找资源最佳的方式是先去检索三级资源，然后是二级资源，当二、三级资源无法满足需要时才去查询一级资源。药师应熟悉各类资源的特点，熟练掌握相关资源的检索方式。

（4）药学信息服务应用：国外的药学信息服务起步于 20 世纪五六十年代，到 20 世纪 70 年代美国的药学信息服务已发展成为多层次、多类型、网络化的服务。目前药学信息服务已成为国外医院药师的基本训练内容之一，很多药学信息服务中心有专职药学信息药师提供专业的药学信息服务。

医院药学部门开展药学信息服务工作，需要提供人力、物力、财力上的支持。医院应配备专职或兼职的药学信息服务药师，药师在接受相关的专业技术培训后才能开展服务，目前国内尚未开展专门针对药学信息服务的培训，可由接受过临床药师规范化培训的药师开展此项工作。医院应该配备专门的药物咨询室，同时应配备能满足工作需要的常用药学工具书、药学软件和文献数据库，另外应有可连接网络的计算机，能够随时进行网络检索。

　　流程化的药学信息服务模式在 1975 年首次被提出,多年来经过修改和扩展使得该服务模式更加完善和健全。完整的药学信息服务流程如下。

　　1)确认提问者身份。

　　2)明确真正的问题和需求。

　　3)获取完整的背景资料。

　　4)对问题进行分类。

　　5)进行系统化检索。

　　6)分析得到的信息。

　　7)回答提出的问题。

　　8)记录。

　　9)随访。

　　2. 药学信息资源

　　(1)药学相关专业网站:药学相关专业网站往往由专业人员主导和维护,更具专业性和可信度,更容易从中及时获取可用的信息。如各国的卫生部门、药品监督管理部门和疾病预防控制中心会定期发布各个国家的医疗卫生政策、药品法律法规、上市药学信息、药物不良反应和疾病防治情况。各专业学会和学术机构网站(如中华医学会、美国感染病学会 IDSA、美国国家综合癌症网络 NCCN、美国卫生系统药师协会 ASHP)会发布各学科热点信息、学术会议、疾病指南等学科相关信息。综合性的医学和药学网站(如丁香园、医脉通、Medscape、UpToDate)提供了丰富的医学资讯、医学会议、临床指南、病例分析、期刊文献等内容,同时这些网站也有专门的药学板块供药师实时查询药物相关信息。

　　(2)药物基本信息查询:药物的理化性质、检测方法等基础信息可以参考各国药典内容。药物的用法用量、不良反应等临床治疗相关信息都可以从药品说明书中获取,除了纸质说明书外,许多国家和地区也提供了电子版查询方式,比如美国 Dailymed 和欧盟药品注册数据库 HMA(https://www.hma.eu/)。此外,国内外也有些药物相关的常用工具书如《中华人民共和国药典临床用药须知》《新编药物学》《马丁代尔药物大典》等以安全合理使用药物为重点,提供了国内外最经典的治疗药物信息。近年来随着循证医学的广泛推广,循证理念逐渐深入人心。UpToDate 数据库(https://www.uptodate.cn/)基于循证医学原则,持续不断将现有的医学证据和临床经验相结合,在整合研究证据的基础上,根据 GRADE 原则给出了分级诊疗推荐意见,便于医师和药师直接使用。Micromedex 数据库(https://www.micromedexsolutions.com/)不同于一般文摘索引型或全文型数据库,是属于综述型事实数据库,按照临床应用的需求,编写了基于临床研究的综述文献,包括 FDA 推荐适应证、超药品说明书用药信息和药物安全性信息等,方便药师日常查询使用。

（3）药物相互作用和配伍禁忌:Micromedex 数据库提供了药物 - 药物、药物 - 食物、药物 - 营养补充剂的相互作用,并按一般、重要、禁忌进行分类,同时也提供了静脉药物之间配伍禁忌信息,并附有参考文献。UpToDate 数据库也提供了药物相互作用查询功能,并对药物相互作用分为 ABCDX 五个级别,并附有文献来源。*Handbook on Injectable Drugs* 是由 ASHP 编写的静脉药物配伍相容性和稳定性的权威书籍,内容以图表的形式展现,方便药师快速查询。

（4）药物不良反应:*Meyler's Side Effects of Drugs*(《麦氏药物副作用》)对全球药物不良反应文献进行了综述,各章节按药物分类编排,方便快速检索。《马丁代尔药物大典》对药物的不良反应进行综述,并附有参考文献。Micromedex 数据库则是给出了药物常见不良反应的发生率,并列举了各系统严重药物不良反应的临床表现。其他药物不良反应的查询方式还包括通过检索《药物不良反应杂志》《中国药物警戒》等相关专业杂志,各国药监部门的网站也会定期发布药物不良反应及药物警戒的相关信息。

（5）药动学和药理学:药动学和药理学经典理论可以参考国内外专业书籍,*Applied Pharmacokinetics and Pharmacodynamics* 是一本指导性的专著,介绍了诸多该领域的研究成果、PK/PD 实践的案例以及监管机构的建议,特别适合有治疗药物监测需求的药师。《Goodman & Gilman 药理学和治疗学手册》是药理学的经典著作,书中包括大量药物的药动学和药效学数据,吸纳了药理学、治疗学及相关学科的最新成果,介绍了权威学术机构针对相关疾病制订或修订的最新治疗指南和用药原则。《马丁代尔药物大典》、Micromedex 和 Lexicomp 都提供了药物的作用机制和药动学信息,并附有参考文献来源。

（6）妊娠期和哺乳期用药:Micromedex 数据库有专门基于人体和动物数据的妊娠和哺乳风险信息,同时也提供了临床使用建议和参考文献。*Drugs in Pregnancy and Lactation* 一书总结了妊娠期及哺乳期的用药信息,每种药物均包含通用名、药理分类、哺乳危险分级、妊娠总结、胎儿危险总结和哺乳总结。*Medications and Mother's Milk* 是一部药物与哺乳的专著,书中引用了大量的个案报道并进行论述,将药物对哺乳影响分为 L1~L5 五个级别,并提供了药动学参数等相关信息。美国药物与哺乳数据库 LactMed(https://www.ncbi.nlm.nih.gov/books/NBK501922/)收录了药物母乳暴露的相关信息,包括药物使用总结、药物水平、对乳儿影响、对哺乳影响、替代药物等信息,LactMed 数据均来源于文献,每月都会进行更新。

（7）老年人用药:Lexicomp 数据库中有专门针对老年患者给药剂量推荐内容,并附有参考文献来源。*The Merck Manual of Geriatrics*(《默克老年病手册》)

介绍了老年常见病和多发病,并对老年患者合适的用药剂量进行了讨论。

（8）儿童用药:*The Harriet Lane Handbook*(《哈里特兰儿科手册》)一书介绍了从新生儿到青少年一系列常见疾病,书中有相当一部分内容介绍儿童给药剂量、药物不良反应和可用剂型。各国的儿童处方集也提供了常见疾病和药物治疗方案,为临床合理用药提供依据。Micromedex 和 Lexicomp 数据库中提供了儿童用法用量,并附有参考文献来源,Micromedex 数据库还显示儿童用药 FDA 推荐适应证和超药品说明书用药适应证,并附有证据强度和推荐等级。

（9）用药教育信息:患者用药教育资料除了可以参考药品说明书提供的内容外,各国 FDA 网站也提供了面向公众的文字版或视频版的药物科普资料。综合性的药学网站如 Drugs.com 和数据库如 Micromedex、Lexicomp 也提供了患者用药参考信息,用通俗易懂的语言介绍了患者的用药目的、注意事项、不良反应等内容。近年来,随着国家和医疗人员对医学科普的重视,网上的药学科普内容更加丰富,形式更加多样化,药师在参考这些内容时需要仔细审核,从中提取准确有价值的信息。

（10）其他常用数据库:若无法从指南、书籍和上述数据库中获取有效的药学信息,常需要在其他数据库中进行检索。常用的中文数据库包括中国知网(https://www.cnki.net/)、万方数据资源系统(https://w.wanfangdata.com.cn/)、维普(http://www.cqvip.com/),英文常用的数据库包括 PubMed(https://pubmed.ncbi.nlm.nih.gov/)、Embase(https://www.embase.com)、Cochrane Library(https://www.cochrane.org)以及谷歌学术(https://scholar.scholar-xm.top/)。上述数据库基本上能满足药师日常检索需要,药师需要了解不同数据库之间的检索方式的差异和不同数据库的优缺点,熟练掌握文献检索、数据提取等操作。

3. 循证药学

（1）循证药学概述:循证药学是循证医学在药学领域的延伸,意为以证据为基础的药学,是指临床药师通过系统地搜集文献、评价药物研究证据(文献),获得药物疗效、安全性、经济性等方面的研究资料,评估其在制订合理用药方案中的作用,并以此制定临床药物决策的临床实践方法和流程。

循证药学本质上在于遵循证据,核心内容与基本思想是寻找证据、分析证据并运用证据,做出科学合理的用药决策。循证药学是贯穿科学研究和实践决策的方法之一,目前在药学领域的很多方面均发挥着指导作用,有利于解决临床药物治疗难题;促进临床药师业务素质的提高;促进师资培训水平的提高,有利于培养高素质人才;促进临床药学决策科学化发展,同时可靠的科学信息有利于卫生政策决策的科学化。

循证药学的四个基本原则:基于问题的研究;遵循证据的决策;关注实践

的结果;后效评价,止于至善。循证药学实践的基本过程分为五步。

1）确立需要解决的问题:以临床实际问题为基础,设计出一个针对性强的提问。包括患者的基本情况;干预措施和暴露因素;对照方法及临床结果等。

2）检索相关文献:包括确立主题词或关键词;确立检索策略及设计检索式;选择相应的数据库进行文献检索。

3）严格的评价证据:在获得相关文献后,应该对其进行科学客观的评估研究,主要是针对文献的质量和可靠程度进行有效性和重要性的评估。

4）适当的应用证据:可用于制订治疗策略和给药方案;修正不合理的用药方案;及时发现用药过程中的不良反应及开展药物利用的比较和经济学评价等。

5）对所用的证据进行合理性的评价:临床药师在评价所使用的证据时,应从结果是否对该论证有利及收益是否大于花费和潜在风险两方面来评价。

（2）循证药学在临床药学实际工作中的应用

1）基于循证药学的临床合理用药:在我国,不合理用药的现象相当严重,其中用药品种最多、最不合理的药物为抗菌药物,抗菌药物不合理的比例达50%以上。解决当前不合理用药的问题,利用循证药学的思想显得尤为重要。利用高质量的循证药物评价结果制定临床合理用药指南或共识,对有效提高临床合理用药水平具有重要意义。利用循证药学可构建医院合理用药综合管理体系;可以用于建立临床路径、处方点评、不良反应监测、抗菌药物管理、药学查房和会诊等。例如,临床药师在参与查房中,遇到一些用药问题,可以通过循证药学的方法,寻找最佳证据,可以得到更为科学的解答,提高临床的接受率。这样不仅能够提高临床医疗水平和质量,还可以让临床药师更快地进入角色,寻找到工作的切入点,提高工作效率。总之,临床药师运用循证药学的方法与临床医生共同参与药物治疗,有利于临床做出更加合理的药物治疗决策,保障患者用药安全、有效。带教药师应该充分利用该种方法,培养学员利用循证药学解决临床实际问题的能力。

2）基于循证药学的药品上市后评价:药品评价是通过全面收集、综合分析高质量的药品临床研究证据(包括系统评价、卫生技术评估、随机对照试验、非随机临床对照试验、个案报道等),评价药物临床有效性、安全性、经济性和适用性。循证药学直接来源于临床,所收集的证据包括:有质控的数据和被普遍承认的有效模型、明确的试验终点、经筛选患者的随机对照试验所得的患病率和死亡率、评价治疗措施对整个人群中选择患者风险收益比预后的研究。因此,循证药学在药品上市后再评价中具有举足轻重的作用。

利用循证药学资源可提高我国药品上市后再评价工作的质量。由于Ⅳ期临床试验主要是考察上市药品在大范围人群中的安全性和有效性,这种大样本、前瞻性、多中心特点与循证药学有异曲同工之处。应充分发挥新药Ⅳ期临床研究的作用,向循证药学要求的方向努力,对新药的有效性、安全性做出更科学、更权威的评价。形成可系统评价的证据,提高药物系统再评价的质量。我国的药物临床研究在不断发展,每年有大量论文发表在各类学术期刊,为药品上市后再评价提供了丰富的资源。但若按循证药学要求,目前的形势则不容乐观。因为许多临床研究存在或多或少的方法学问题,如随机方法过于随便,两组基线缺乏可比性;缺乏大样本、多中心、严格随机对照的临床试验;在对照药选择上存在问题。所以,应充分发挥广大医药工作者和制药企业的作用,在设计各种药物临床研究时遵循科学合理的原则,由此得出的数据才能成为可供药品系统再评价的证据。

3)基本药物遴选和新药准入:在临床实际工作中,新药研发及上市后临床研究等信息较为前沿,药物指南及安全性数据更新较快,对于临床申请的新药有必要进行循证证据分析。因此,可规定循证证据必须作为新药申报筛选中最主要的项目,各科室在提交新药申请时必须遵循以下原则:必须符合本学科病种需求,必须拥有循证药学结果支持,必须与医院当前目录中的同类药品相比具有循证优势,必须符合最新指南治疗意见。临床药师可利用自身优势,在遴选安全、有效、优质、价格合理的药品目录中发挥作用,在保证医疗需求的前提下不断降低药品支出成本,构建合理用药体系。

4)循证药物经济学评价:循证药物经济学评价是基于循证证据的经济学评价,目前国际上尚处于探索阶段,它通常是指通过对试验类研究文献的系统性整合和分析,实现基于广泛证据而非具体试验的经济学评价,从而为优化卫生资源合理配置提供决策依据。药物经济学的循证方法需要收集临床试验数据和经济评价数据,以供整合分析。根据资料来源,可以将其分为两类,即基于系统回顾的药物经济学评价(pharmacoeconomics evaluation based on systemic reviews,PEBSR)和对经济学评价的系统回顾(systemic review of pharmacoeconomics evaluation,SRPE)。前者是利用循证方法收集医学数据,并自主选择模型进行分析;后者是对经济评价研究进行系统回顾,整合文献资料。循证药物经济学评价对于临床药学服务的价值体现和临床治疗方案的调整具有重要的支持作用。

5)基于循证的超药品说明书用药管理:由于循证研究的前沿性与药品说明书更新速度的相对滞后,导致临床上超出药品说明书使用剂量、适应人群、适应证和给药途径广泛存在,非常有必要对此行为进行规范管理。临床药师应对超药品说明书用药证据类型、质量分级、推荐意见采用GRADE(the grading of recommendation assessment,development and evaluation)方法进行评价。一般情况下,对于高质量证据支持药品的超药品说明书用药,应该同意备案;证据为低质量证据的超药品说明书用药,应该经过医院药物治疗学与药事管理委员会讨论,部分可以通过备案;无证据的超药品说明书用药,不同意备案。这种通过分级管理措施严格规范全院超药品说明书用药行为,既能按照最新循证用药理念使患者获得最大的获益,同时能够对医疗过程中的潜在风险予以及时监控和关注。

4. 新媒体药学服务 "互联网+"给信息传播带来颠覆性变化,媒体格局、舆论生态、收视对象、传播技术等都在发生着深刻变化。临床药学在发展过程中依托互联网在药事管理、药学服务中进行了大量探索。新媒体不仅是一个大家能够进行分享、开阔眼界的全新平台,还是一个充满期待的能够体现和宣传药师作用与价值的全新平台。互联网技术有利于弥补医患之间的信息不对称,从而使医生、药师和患者走向相对稳定的朋友式关系。目前,新媒体药学的发展主要由医院推动。带教临床药师可借助以下新媒体形式开展带教工作,让学员利用平台优势掌握先进的药学服务理念。

(1)远程药学服务:随着医疗水平的进步及信息技术的普及与发展,远程医学作为一种新型的医疗服务模式正在被政府、医疗工作者、患者和家属逐渐接受,医务人员可以在远距离情况下,通过应用电子信息和通信技术为患者提供并维持医疗服务。远程医学有诸多分支,如远程急救、远程康复、远程疾病管理等,其中远程药学服务是远程医学在药学服务方面的应用。远程药学服务以网络为媒介,以药学及临床医学专家库作为技术支持,开发远程临床药学咨询、患者药学服务和远程处方点评等药学服务模块,以开展远程临床药学服务。浙江某医疗机构成立了全国首个公立三家医院线上院区,线上全新的服务流程为药师处方审核带来了新的挑战。为此,该院成立了"云药房研究中心",构建互联网审方平台,探索远程药学服务,以及后续的物流配送研究。政府方面也做出了探索,成都市食品药品监督管理局发布的《关于做好执业药师远程药学服务相关工作的通知》为零售药店落实执业药师审方制度提供了一个可操作的办法。通过门店与终端连线,远程药师服务不局限于药师审方,还可以与药师远程连接,"面对面"交流。

(2)移动终端平台:"智慧药师"App 基于循证医学数据库针对小疾病为普通患者提供安全、精准、合理的用药指导;而"用药助手""医口袋"和"临床指南"等 App 则可为专业的临床药师提供最新的用药信息,及时为临床药师提供权威的用药选药依据。某些大型医疗机构基于微信平台针对"如何使用特殊剂型的药物"等系列主题进行患者用药教育研究,药师将制作成的宣教材料放到微信公众号上,医务工作者和患者能够随时学习,能够大大节省医务工作者的患者教育时间。还有部分医疗机构开发的药学服务微信平台兼具有健康用药信息、药学信息查询和业务简介及交流等功能。其中,药学信息查询有别于简单的药品说明书查询系统,其提示内容个性化、专业化。用药提示由药师依托药品说明书编写,内容高度凝练,重点突出,实际为精简版的用药教育,帮助患者安全用药。

（3）其他:微视频也成为用药宣传的手段之一,有医疗机构将患教内容拍摄成视频,患者扫二维码观看,针对患者的科普教育,可以减少医患沟通障碍,提高用药依从性。另外药师主导录制的各类视频、自制动画小短片等科普教育,都将成为药学服务的新形式。其他形式的新媒体药学服务形式包括制作"漫画式"原创科普、利用网易公开课平台等,临床药师通过网课的形式指导大众如何正确使用药物也是合理用药的重要组成部分。

☞ 教学评估

通过授课后和授课前两次理论测试成绩之差,确定学员在授课前后,理论成绩增长幅度。

◍ 思考题

1. 作为带教临床药师,你觉得学员进行药学信息服务实践的难点是什么?
2. 循证药学可以用于哪些药学实践中,对药师工作有何影响?
3. 新媒体药学服务的形式有哪些? 请列举 1~2 个实例。

第三节　　带教实践技能培训

一、带教沟通技巧

☞ 教学目标

1. 培养师资学员指导学员与以下人员进行有效沟通:①患者、陪护人员、家属、不同家庭背景的其他人员;②其他卫生专业技术及其利益相关人员。
2. 培养师资学员指导学员向卫生专业技术人员提供专业、清晰、简洁的用药咨询服务。
3. 培养师资学员指导学员在交流过程中保持自信、尊重对方、富有同情心并坚持自我。
4. 培养师资学员指导学员通过通俗易懂的书面用药教育资料对患者及其家属进行行之有效的用药指导。

☞ 教学流程

以问题为导向的教学(PBL),强调把学习内容设置到复杂的情境中,通过学员的合作来解决真正的问题,从而学习隐含在情境中的科学知识,形成解决问题、自主学习、知识整合及团队协作的能力等。本节内容通过考试设置问题让学员思考,经过讨论形成共识,进行两次考试巩固知识,最后经过临床实践理解,从而达到融会贯通的目的。具体的教学流程见图 4-10。

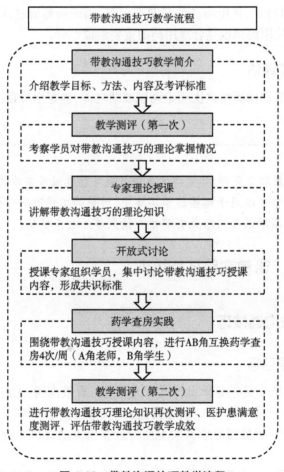

图 4-10　带教沟通技巧教学流程

☞ 教学方法

1. 以临床问题为牵引的教学　强调从提出临床实际药学问题入手,激发学员的学习兴趣,让学员针对性运用及巩固课堂讲授理论知识,并通过临床实践演练,提高学员发现问题、分析问题、解决问题的临床实践技能。

2. "角色互换,AB 角互评"的互动式教学　教学过程中,学员既担任老师 A 角又担任学生 B 角,以不同"角色"互相学习互相点评,使学员更加了解学生对老师的需求以及老师对学生的引导,强化学员带教思维及模式,提高其带教能力。

3. AB 角临床实践技能质量评价标准　根据各教学环节内容设置建立了不同的质量评价标准,根据 AB 角教学目标建立了不同的 AB 角临床实践技能质量评估表,保证每一个教学环节都有标准、有规范、可量化,加强教学质量控制。

4. 虚拟案例教学法　通过一些真实的、改编的或虚拟事例来对教学内容进行实况演绎,复原事件发生的过程,真实再现解决问题的途径,使学生犹如身临其境直面问题,展开讨论或开动脑筋寻求解决问题的办法。

☞ **教学内容**

1. 教学内容测评　运用以临床问题为牵引的教学方法,通过问答题形式让学员针对 4 项关键问题(教学目标)写出自己认知的标准答案,由带教师资进行评分。

2. 理论授课　运用虚拟案例教学法根据 4 个教学目标进行理论授课。

临床药师学员从以药物为中心到以患者为中心的角色转变,需要获取和具备沟通技能和知识,无论是在与患者及其家人交流,还是与其他医疗机构专业人员交流,都需要知道如何与人互动以及如何处理可能出现的情况。学员需要在可能出现的突发状况中迅速找到最佳选择并做出反应,这就需要实践前的模拟练习。

要求学生撰写一个涉及患者合理用药问题的剧本,对象可以是患者、患者家属、医生、护士或大众媒体,可通过实际工作中遇到的真实案例进行改编,反应沟通中可能遇到或存在的问题,通过这种方式,引导学员身临其境地感受沟通的重要性及如何进行有效的沟通。

以与医生沟通为例:

医生:您好!

临床药师:您好,×× 医生,我是药剂科的临床药师 ××。我想和您谈谈 ×× 患者的用药问题,您刚刚开了环丙沙星控制感染,需要静脉注射,请问您知道他现在醒了吗?

医生:当然,我是他的医生。

临床药师:好的,那么您应该知道除了环丙沙星以外,他所有的药物都是口服的,因此口服对他来说是最好的选择。

医生:实际上,他的检查结果表明病情仍然很严重,因此我决定继续静脉注射,他仍然发热,白细胞升高。

临床药师:据我所知,口服环丙沙星的生物利用度与静脉注射几乎相同,因此,对于××患者来说口服是最好的服药方式,而且药物价格更便宜,并且长期应用可以避免并发症。

医生:不不不,你不必提醒我,这是我的决定,不要浪费我的时间。

临床药师:好的,那随便你吧。

带教老师评价:他们每个人都表达了自己的意见,并且对于治疗的态度都是积极的,但是没有考虑其他人的需求和感受,所以导致最终没有达到患者利益最大化。作为药师,不应该只是一味输出自己的观点,而应该从医生的角度分析,找到医生用药的理由,针对问题寻找解决方案。

3. 共识标准讨论　将共识标准以投影形式逐条讨论,每人必须发言,最后完成共识标准。

4. 临床实践教学　所有临床实践技能授课环节采用"角色互换,AB 角互评"的互动式教学方法,2 名培训学员为一组,分 A、B 角(A 角为老师,B 角为学员,每天互换角色),一对 A、B 角选择一份住院病例。通过筛选住院病例,列查房提纲,药学查房,书写药学查房分析报告,A 角评价 B 角,师资带教老师评价 A 角,最后由 B 角书写用药教育,连续 3 天,每天师资带教老师进行查房分析报告点评。

5. 教学内容再次测评和教学质量评估　针对 4 项关键问题(教学目标)进行再次测评,由带教老师评分,与第一次对比得出进步度,并由学员对本周的学习进行教学质量评估,针对问题不断改进。

👉 **教学评估**

1. A 角(老师)对 B 角(学员)沟通交流能力进行评估(表 4-11)。

表 4-11　沟通交流能力评估量表

序号	评估内容	评估结果				
1	仔细倾听患者说话	5	4	3	2	1
2	不间断地与患者进行交谈	5	4	3	2	1
3	站在患者的角度进行交谈	5	4	3	2	1
4	用通俗易懂的语言确保患者能够理解	5	4	3	2	1
5	看到患者第一时间介绍自己	5	4	3	2	1
6	犯错误时及时向患者道歉	5	4	3	2	1

续表

序号	评估内容	评估结果				
7	向患者解释你的想法	5	4	3	2	1
8	公平地对待每一个患者	5	4	3	2	1
9	与患者交谈时保持轻声细语	5	4	3	2	1
10	与患者分享心情和感受 / 分享笑话	5	4	3	2	1
11	遇到尴尬时刻能够控制自己的情绪	5	4	3	2	1
12	在各种人群环境中解决问题 / 冲突	5	4	3	2	1
13	犯错误时能够采取积极面对的态度	5	4	3	2	1
14	用专业的方式处理患者的顾虑	5	4	3	2	1
15	当被其他人员冷漠对待时能够采取合适的处理方式	5	4	3	2	1
16	当其他人员与自己意见不同时能够尊重他人的观点	5	4	3	2	1
17	不厌其烦地向患者解释药物治疗相关问题直到他理解为止	5	4	3	2	1
18	患者生命至上	5	4	3	2	1
19	为患者营造一个舒适的环境使其能够畅所欲言	5	4	3	2	1
20	通过总结和复述的方式确定患者所说的话	5	4	3	2	1
21	解释药物治疗过程中需要做到的部分	5	4	3	2	1
22	适当地处理患者的要求与需求	5	4	3	2	1
23	清晰地传达患者需要知道的信息	5	4	3	2	1
24	简明扼要地概括患者面临的问题	5	4	3	2	1
25	通过既往的用药情况设定合适的药物治疗目标	5	4	3	2	1
26	能够迅速地确定药物治疗中存在的最大问题	5	4	3	2	1
27	及时地确定药物治疗方案	5	4	3	2	1
28	与患者交谈时,时刻显示出积极的态度	5	4	3	2	1
29	应用丰富的表情对待咨询的患者	5	4	3	2	1
30	非常乐意与患者进行交谈	5	4	3	2	1
31	与患者交谈时自然、顺畅	5	4	3	2	1

注:5= 总是如此,4= 几乎经常如此,3= 偶尔如此,2= 几乎从不如此,1= 从不如此。

2. 师资带教老师对 A 角（老师）带教能力进行评估（表 4-12）。

表 4-12　临床实践技能授课质量评估表（师资）

授课内容：_____　A 角学员：_____　B 角学员：_____　授课时间：_____
授课地点：_____　　　　　　　　　　　总分 1_____　总分 2_____

结构指标	单项指标	考核要点	分值	得分（1）	得分（2）
为人师表 （15 分）	着装规范、得体	白大衣干净整洁、工号或姓名标示清晰易辨识	2		
		查房需戴口罩，进 ICU 或接触危重患者穿鞋套	2		
	仪态端庄	举止得体	2		
	精神面貌	精力充沛、表情自然、自信	4		
	表达力	普通话标准、语言规范、专业术语规范、肢体语言恰当	4		
	床旁教学现场掌控程度	床旁教学学员纪律干预情况	1		
教学内容 （20 分）	教学目标明确 （6 分）	在教学过程中能够掌握本周教学目标，即沟通技巧、药学伦理、职业道德、药物经济学、用药教育五个方面必备知识	1		
		能将沟通技巧必备知识运用于临床实践	1		
		能将药学伦理必备知识运用于临床实践	1		
		能将职业道德必备知识运用于临床实践	1		
		能将药物经济学必备知识运用于临床实践	1		
		能将用药教育必备知识运用于临床实践	1		
	筛选病例（2 分）	筛选病例体现查房要素，存在与患者的沟通点	1		
		患者具有较好的交流能力	1		

续表

结构指标	单项指标	考核要点	分值	得分(1)	得分(2)
教学内容 (20分)	教学查房(6分)	能够引导学员紧扣教学目标	2		
		使用明确的基本概念、要素引导学员查房	2		
		重点难点突出,深入浅出,举例恰当	2		
	病例分析报告 (6分)	能够指导学员按教学目标准确书写	2		
		充分体现本周教学内容	2		
		语言表达科学准确、逻辑性强	2		
教学方法 (25分)	临床实践以学员为主体(10分)	提出问题,引导学生查找答案	3		
		引导学生做好查房提纲	3		
		形成平等交流氛围	2		
		学员主动学习兴趣高	2		
	教学方法灵活、有启发性、积极拓展学生思维 (10分)	采用(问题式、启发式、讨论式、案例式)两种以上教学方法	4		
		知识点实例讲解、穿插提问、生动形象	4		
		床旁教学主动引导学员发现问题	2		
	鼓励学员采用辅助教学手段 (5分)	查阅教材、专业工具书	2		
		网络资源(专业网站、网络课程、数据库)	2		
		医学药学专业软件(用药助手、临床指南等)	1		
教学环节 (20分)	课前准备(3分)	提前熟悉教学内容,明确教学目标	1		
		指导学员筛选相关病例并指出存在的药学问题	2		

续表

结构指标	单项指标	考核要点	分值	得分(1)	得分(2)
教学环节 (20分)	床旁教学(6分)	引导床旁问诊,若学员有遗漏时及时提醒补充	1		
		能引导学员和医护患建立良好沟通	1		
		查房过程中,互动教学方法运用得当	2		
		能引导学员查房过程主动发现药学问题	2		
	报告书写(6分)	以问题为导向,引导学员积极完成分析报告	4		
		能够客观评价学员报告,修改补充	2		
	教学评价(4分)	归纳总结思路清晰、引导学员举一反三	2		
		沟通交流能力强,语言表达顺畅	2		
	教学时间(1分)	每一教学环节的时间分配合理	1		
教学效果 (20分)	教学内容完成度	与教学内容相符程度	5		
	互动效果	学生参与度、气氛活跃	4		
	学员满意度	学习内容、学习方法作业适宜性、成绩	8		
	教学秩序	场面、学员状态、情绪	3		
您对该评价表的意见和建议					

评价教员:_____

思考题

1. 如何让学员在虚拟环境中真实体验药学查房中的沟通技巧?
2. 如何正确引导学员面对不同人群变换沟通技巧?

二、药学查房

教学目标

1. 培养师资学员指导学员在病区内对患者进行以安全、合理用药为目的的药学查房。

2. 培养师资学员帮助学员提升临床实践技能、解决临床实际问题及药学服务能力。

3. 培养师资学员的临床药学教学思维、教学水平,培养临床药学带教师资力量。

教学流程

药学查房贯穿了临床药师师资培训四周的教学主题,分别是"职业道德、药学伦理、沟通技巧、药物经济学、用药教育临床实践技能""抗感染、文献阅读报告临床实践技能""药源性疾病、病例讨论、病例分析临床实践技能"和"个体化用药、药历书写临床实践技能"。查房的具体过程由两名学员分别担任 A 角(老师)和 B 角(学生),以临床问题为牵引,以真实病例为基础,以培养临床实践技能为目的,以每周教学内容掌握度及实践度为考评标准,培养临床药师师资学员带教思维及带教水平。每周的教学流程(图 4-11)分为六步。

第一步:周一上午首先进行每周教学简介,使学员明确本周教学的整体设计安排。

第二步:进行第一次教学测评,探查学员必备知识水平及薄弱环节。

第三步:进行理论授课,加强巩固学员必备理论知识。

第四步:周一下午进行开放式讨论,集中讨论每周教学内容要点并形成共识标准。

第五步:周二至周五进行 4 次 AB 角互换式药学查房实践,将每周教学内容有效运用于临床实践。

第六步:周五下午进行第二次教学内容测评和本周教学质量评估,测评教学成效、教学目标完成情况,调研教学满意度等,及时发现存在的问题并予以改进。

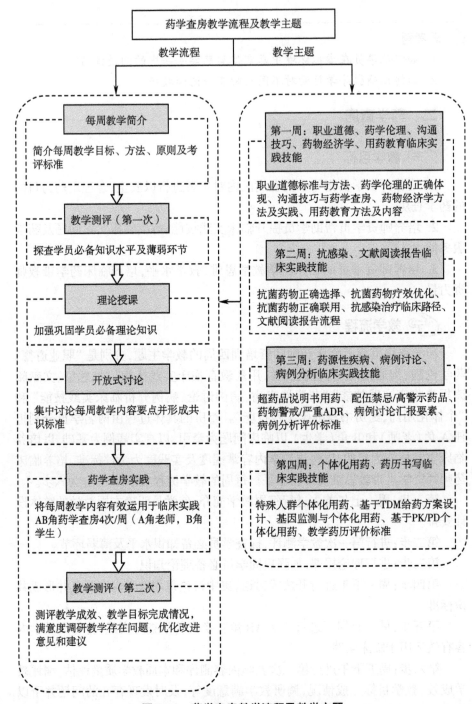

图 4-11　药学查房教学流程及教学主题

教学方法

1. 以临床问题为牵引的 PBL 强调从提出临床药学实际问题入手,激发学员的学习兴趣,让学员能够针对性运用及巩固课堂讲授的理论知识,并通过实践演练,提高发现问题、分析问题、解决问题的临床实践技能。

2. "角色互换,AB 角互评"的互动式教学 药学查房教学过程中,学员之间交换担任 A 角及 B 角,以不同"角色"互相学习、互相点评,使学员更加了解学生对老师的需求以及老师对学生的引导,强化学员带教思维及模式,提高其带教能力。

3. AB 角临床实践技能质量评价标准 根据各教学环节内容建立了不同的质量评价标准,根据药学查房教学目标建立针对 AB 角各自的临床实践技能质量评估表,保证每一个教学环节有标准、有规范、可量化,加强教学质量控制。

教学内容

1. 药学查房技能 通过每周的理论授课和开放式讨论,使学员掌握药学查房要素和临床实践技能必备知识。

(1)药学查房要素:①获取电子病案中无法得到,但必须掌握的信息;②观察患者临床表现,分析与用药之间的关系;③面向医生、护士、家属作用药知识宣传与咨询;④监查用药方案,护士的医嘱执行、给药操作情况,护士工作站的药品保管与贮存方式;⑤判断不良反应与用药的关系,收集、整理、评估;⑥评估治疗效果,形成最优化的药物治疗方案。

(2)临床实践技能必备知识:职业道德标准与方法、药学伦理的正确体现、沟通技巧、药物经济学方法及实践、用药教育方法及内容、治疗药物正确选择、疗效优化、如何联用、药物治疗临床路径、文献阅读报告流程、超药品说明书用药、配伍禁忌、高警示药品、药物警戒/严重 ADR、病例讨论汇报要素、病例分析评价标准、特殊人群个体化用药、基于 TDM 给药方案设计、基因检测与个体化用药、基于 PK/PD 个体化用药、教学药历评价标准等。

2. 药学查房要求

(1)查房模式:查房过程中两名学员为一组,分别担任 A 角(老师)和 B 角(学生),A 角依据查房前准备、查房前汇报及查房执行情况指导和点评 B 角,然后由师资带教老师点评 A 角的教学内容、方法、环节及效果。

(2)查房纪律:查房过程中学员应着装规范,举止得体,统一穿白大衣、佩戴胸牌、戴口罩,进 ICU 重症监护病房时穿鞋套,与患者及家属沟通时尊重对方、关心患者、提问恰当、语言通俗易懂。

（3）查房时间：B 角病例汇报及 A 角查房提纲阐述共 5 分钟，B 角药学查房实践 10 分钟，A 角总结 5 分钟，共计时间 20 分钟。

（4）开始语和结束语：药学查房应有明确的开始语和结束语，查房前进行自我介绍，让患者理解药学查房目的以便沟通，查房完成时有合适的结束语。

3. 药学查房流程

（1）查房对象筛选：由 A 角按照临床药师师资培训每周教学内容的要求，选择临床代表性病例。如针对"药源性疾病临床实践技能"这项内容，选择一例药物性肝损伤（drug-induced liver injury，DILI）病例进行药学查房实践。

（2）查房前准备：A 角指导 B 角围绕选定病种学习最新诊断治疗指南，查看病程记录、辅助检查和用药医嘱等，为 B 角列出药学查房提纲。

1）针对 DILI 病例，A 角指导 B 角学习关于 DILI 和胆囊炎的国内外最新治疗指南，包括 DILI 风险因素尤其是药物相关风险因素、DILI 因果关系评估、DILI 临床表现及分型、DILI 治疗与预防、胆囊炎严重程度分级及抗菌药物治疗等。

2）A 角指导 B 角查看患者现病史、既往病史、既往用药史、既往食物药物过敏史，此次入院后体格检查、辅助检查和检验、初始治疗方案、病程记录、疾病转归等。

3）A 角指导 B 角发现患者目前存在的治疗用药问题和药学监护点，并列出药学查房提纲。

（3）查房前汇报：B 角汇报病例基本情况，A 角阐述查房提纲，使 B 角明确此次药学查房目的，共计时间 5 分钟。

【案例 4-17】患者，女，63 岁，体重 60kg，因"间断乏力、纳差 7 年余，右上腹胀痛 1 周"入院。患者既往曾多次服用中药后出现乏力、纳差、发热等症状，2 年前和 20 天前肝脏穿刺均提示活动性肝损害，考虑药物 / 毒物引起。此次入院因 1 周前出现右上腹胀痛，疼痛放射至右侧背部，伴发热、畏寒、恶心，最高体温 37.3℃，可自行降至正常。入院诊断：肝损害（多系药物性）、胆囊炎。入院后患者诉乏力、腹痛，查体巩膜黄染、右上腹压痛、肝区叩痛，辅助检验 WBC 2.14×10^9/L、NEUT% 30.9%、降钙素原（PCT）0.204ng/ml、白介素 -6（IL-6）16.41pg/ml、超敏 C 反应蛋白 4.35mg/L、ALT 128U/L、AST 538U/L、TBIL 44.8μmol/L、DBiL 36.3μmol/L、碱性磷酸酶（ALP）41IU/L、γ- 谷氨酰基转移酶 104IU/L、白蛋白（ALB）36.4g/L、肌酐 52μmol/L、凝血酶原时间 12.7 秒、INR 1.11，给予盐酸莫西沙星氯化钠注射液 0.4g，i.v.gtt. q.24h. 联合奥硝唑注射液 0.5g，i.v.gtt. q.12h. 抗感染，异甘草酸镁注射液 200mg，i.v.gtt. q.24h. 联合注射用丁二磺酸腺苷蛋氨酸 1g，i.v.gtt. q.24h. 保肝等治疗。

查房提纲：①详细询问患者既往用药史并对其进行用药教育，尤其是中药及保健食品;②了解患者目前药物治疗过程中是否发生药物不良反应;③判断患者胆囊炎严重程度,与医生沟通调整抗感染治疗方案。

(4)查房执行:B角根据A角制定的查房提纲进行药学查房实践,共计时间10分钟。

1)患者诉既往因睡眠欠佳多次使用中药进行调理,其中三次用药后出现乏力、纳差、发热症状,但均未保留处方,具体药物种类和剂量不详,未使用过保健食品。B角嘱患者今后尽量避免服用中药,如确需使用建议去正规中医院且告知医师既往服用中药引起肝损伤病史;避免使用加重肝脏负担的药物,感冒时慎用对乙酰氨基酚等药物。

2)患者诉目前药物治疗过程中无明显不适症状。B角告知患者注意用药过程中有无恶心、腹泻、头晕、浮肿、体重增加及睡眠情况。B角告知医生注意莫西沙星Q-T间期延长和肌腱损伤不良反应,注意异甘草酸镁低钾血症、高钠血症和血压升高等不良反应,每天监测患者血压,每三天监测离子情况。

3)患者诉轻度腹痛,无发热,既往有青霉素、头孢类药物过敏史,查体右上腹压痛。结合辅助检查及检验结果:腹部CT提示胆囊炎,超敏C反应蛋白正常,白细胞计数稍低。考虑患者胆囊炎以局部炎症为主,依据 *Tokyo Guidelines 2018: antimicrobial therapy for acute cholangitis and cholecystitis*,目前盐酸莫西沙星氯化钠注射液0.4g,i.v.gtt. q.24h.,与奥硝唑注射液0.5g,i.v.gtt. q.12h.,联用方案不合理,建议医生停用奥硝唑注射液。

(5)查房总结:A角对B角药学查房实践进行总结5分钟,并点评打分。查房总结应包括B角对查房提纲的执行情况及存在问题等。

1)B角与患者及家属沟通过程中,对于B角未关注到的问题,A角应及时提醒B角补充询问:如患者多次服用中药至出现乏力、纳差、发热等症状的时间,购买中药的渠道或地点、服用的疗程。

2)A角提醒B角告知患者用药过程中需关注的药物不良反应时,不建议过多使用暗示性语言,以免造成患者心理负担,注意使用通俗易懂的语言,采用比喻、类比的方式和恰当的肢体语言等。

3)B角与医生沟通过程中,A角进行必要补充,如补充说明患者胆囊炎以局部炎症为主,经验性选用抗菌药物时应覆盖胆囊炎常见病原菌大肠埃希菌、肠球菌、克雷伯菌、假单胞菌及厌氧菌等,结合药物的抗菌谱、药代动力学和药效学特点,以及患者肝肾功能、既往抗菌药物使用史及过敏史;患者目前肌酐清除率92ml/min,Child-Pugh A级,莫西沙星不需要调整剂量;奥硝唑用于厌氧菌感染治疗,与莫西沙星抗菌谱重合,建议停用,且肝损伤患者使用奥硝唑时,药物清除率会降低26%~48%,半衰期及平均滞留时间会增加19%~38%,如确需使用给药间隔应加倍,避免蓄积。流程图如图4-12。

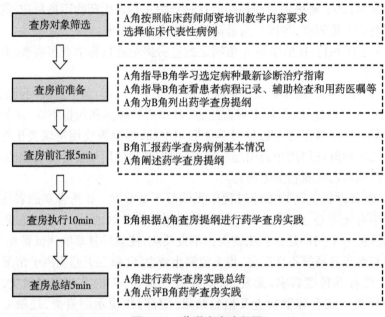

图4-12 药学查房流程图

教学评估

1. A角（老师）对B角（学生）药学查房实践进行评估（表4-13）

表4-13 临床实践技能授课质量评估表（B角）

授课内容：_____ A角学员：_____ B角学员：_____ 授课时间：_____
授课地点：_____ 总分1_____ 总分2_____

结构指标	单项指标	考核要点	分值	得分（1）	得分（2）
沟通技巧 （18分）	自我介绍	1. 主动性 2. 介绍内容应当包括职业、姓名、目的	2		
	职业形象	1. 衣冠整洁 2. 举止得体	2		
	语言沟通	1. 语气和蔼，语调自然 2. 语言通俗易懂，不用医学或难懂的术语提问 3. 体现对患者的尊重，关心患者心理，给予适宜的鼓励	6		

续表

结构指标	单项指标	考核要点	分值	得分(1)	得分(2)
沟通技巧 (18分)	语言沟通	4. 不使用暗示性诱导语言提问 5. 使患者感到轻松,交流顺畅 6. 未出现尴尬的停顿			
	肢体语言	1. 面部表情自然 2. 站姿、手势适当	2		
	聆听技巧	1. 耐心聆听患者的叙述,未轻易打断 2. 能够抓住、把握患者叙述重点 3. 善于把控交流的节奏,善于引导患者的交流方向和内容	3		
	结束语	1. 有明确的结束语 2. 结束语要有注意事项交代 3. 结束语内容要体现对患者的关怀	3		
查房要素 (20分)	查房准备	1. 主动发现患者治疗方案中存在的药学问题 2. 有明确的查房提纲	4		
	获取必要信息	获取无法从病案上得到但必须掌握的信息 1. 嗜好、生活习惯 2. 工作环境	3		
	观察、收集患者可能与用药相关临床表现	1. 病案中未提及的既往史、药物食物过敏史 2. 病程中忽视的患者临床表现	3		
	检查患者用药方案执行情况	1. 检查患者用药依从性 2. 检查护士用药依从性,例如用药间隔等	3		
	检查病区药品贮存和保管情况	1. 检查配置室药品保存情况 2. 检查急救药品保存情况 3. 检查特殊药品(麻醉、精神)保存情况	3		
	评估目前药物治疗效果	1. 评价目前药物治疗方案 2. 提出合理性改进意见	4		

续表

结构指标	单项指标	考核要点	分值	得分（1）	得分（2）
药学伦理 （5分）	有利原则	疗效最佳、伤害最低、痛苦最少、耗费最少	2		
	自主原则	向患者说明药物信息，使之充分知晓，征得患者对药物使用的自主同意，在药物选择、变更、剂量调整、停止使用等相关事宜上认真听取患者及其家属的意见和建议，不能采纳的应该作出说明	2		
	公平原则	尊重患者的诉说，充分利用各种资源，为患者提供全面的服务与帮助	1		
职业道德 （8分）	理想	关怀患者生理、心理上的担忧和诉求	1		
	态度	积极主动查房，不能敷衍了事	1		
	责任	解答患者用药疑问，疗效跟踪	1		
	技能	为患者提供合理用药相关所有的服务	1		
	纪律	遵守职业纪律	1		
	仁心	主动参与药物方案的制订，提出合理用药建议	1		
	信誉	与患者建立互相信任的关系	1		
	作风	不能接受任何礼品	1		
合理用药 （4分）	药物经济学	安全有效前提下考虑经济原则	4		
药源性疾病 （45分）	配伍禁忌	1. 检查患者医嘱是否存在配伍禁忌现象 2. 向医生、护士宣传患者所使用药物的常见配伍禁忌	10		
	超药品说明书用药	检查患者药物治疗过程中是否存在超药品说明书用药	10		

结构指标	单项指标	考核要点	分值	得分(1)	得分(2)
药源性疾病（45分）	高警示药品	1. 检查患者药物治疗方案是否存在高警示药品 2. 向医生、护士、患者宣传高警示药品使用注意事项	10		
	不良反应	1. 不良反应的发生与用药的相关性分析 2. 不良反应处置方法和途径 3. 向患者适当宣传使用药品的不良反应及注意事项 4. 向医生、护士宣传患者所使用药物的严重不良反应 5. 向医生、护士宣传不良反应上报要求和流程	15		
评价表质量评估	您对该评价表的意见和建议：				

2. 师资带教老师对 A 角（老师）带教能力进行评估（表 4-14）

表 4-14　临床实践技能授课质量评估表（A 角）

授课内容：_____　　A 角学员：_____　　B 角学员：_____　　授课时间：_____

授课地点：_____　　　　　　　　　　总分 1_____　　总分 2_____

结构指标	单项指标	考核要点	分值	得分(1)	得分(2)
为人师表（15分）	着装规范、得体	白大衣干净整洁、工号或姓名标示清晰易辨识	2		
		查房需戴口罩，进 ICU 或接触危重患者穿鞋套	2		
	仪态端庄	言谈举止	2		
	精神面貌	精力充沛、表情自然、自信	4		
	表达力	普通话标准、语言规范、专业术语规范、肢体语言恰当	4		
	授课现场掌控程度	授课时学员纪律干预情况	1		

续表

结构指标	单项指标	考核要点	分值	得分（1）	得分（2）
教学内容 （35分）	教学目标明确 （15分）	在教学过程中能够掌握教学目标，即常用药物禁忌证、慎用证、超药品说明书用药原则和方法；有潜在严重配伍禁忌的用药问题；高警示药品正确使用的问题；有严重不良反应的药物	3		
		将药物禁忌证、慎用证、超药品说明书用药知识用于临床实践	3		
		将配伍禁忌用药知识用于临床实践	3		
		将高警示药品用药知识用于临床实践	3		
		将药物不良反应用药知识用于临床实践	3		
	筛选病例 （4分）	筛选病例能体现药源性疾病要素，书写问题提纲	2		
		患者具有较好的交流能力	2		
	教学查房 （8分）	能够引导学员紧扣教学目标	2		
		用明确的基本概念、要素引导学员查房	3		
		重点难点突出，深入浅出，举例恰当	3		
	查房分析报告 （8分）	能够指导学员按教学目标准确书写	2		
		充分体现本周教学内容	3		
		语言表达科学准确、逻辑性强	3		
教学方法 （20分）	临床实践以学员为主体 （6分）	提出问题，引导学生查找答案	2		
		引导学生做好查房提纲	2		
		形成平等交流氛围	1		
		学员主动学习兴趣高	1		

续表

结构指标	单项指标	考核要点	分值	得分(1)	得分(2)
教学方法 (20分)	教学方法灵活、有启发性、积极拓展学生思维 (9分)	采用(问题式、启发式、讨论式、案例式)两种以上教学方法	4		
		知识点实例讲解、穿插提问、生动形象	3		
		床旁教学主动引导学员发现问题	2		
	鼓励学员采用辅助教学手段 (5分)	查阅教材、专业工具书	2		
		网络资源(专业网站、网络课程、数据库)	2		
		医学药学专业软件(用药助手、临床指南等)	1		
教学环节 (15分)	课前准备 (3分)	提前熟悉教学内容,明确教学目标	1		
		指导学员筛选药源性疾病相关病例并指出存在的药学问题	2		
	床旁教学 (4分)	引导床旁问诊,若学员有遗漏时及时提醒补充	1		
		能引导学员和医护建立良好沟通	1		
		查房过程中,互动教学方法运用得当	1		
		能引导学员查房过程主动发现药学问题	1		
	报告书写 (4分)	以问题为向导,引导学员积极完成分析报告	2		
		能够客观评价学员报告,修改补充	2		
	教学评价 (3分)	归纳总结思路清晰、引导学员举一反三	2		
		沟通交流能力强,语言表达顺畅	1		
	教学时间 (1分)	每一教学环节的时间分配合理	1		

续表

结构指标	单项指标	考核要点	分值	得分（1）	得分（2）
教学效果 （15分）	教学内容 完成度	与教学内容相符程度	3		
	互动效果	学生参与度、气氛活跃	3		
	学员满意度	学习内容、学习方法、作业适宜性、成绩	6		
	教学秩序	场面、学员状态、情绪	3		
评价表 质量评估	您对该评价表的意见和建议：				

思考题：

1. 师资学员如何引导学员与医护患建立良好沟通关系？
2. 师资学员如何提升学员药学查房实践参与度？
3. 师资学员如何引导学员主动发现药学问题并及时准确解决问题？
4. 师资学员如何调动学员主观能动性，提高学员自主学习能力？
5. 师资学员如何营造平等和谐的教学氛围？

三、文献阅读汇报

教学目标

1. 培养师资学员指导学员运用专业网络搜索引擎、数据库及书籍获取专业领域内的文献，并通过科学解读掌握文献中描述的热点知识。

2. 培养师资学员激发学员主动学习能力、提升临床思维，通过文献阅读解决临床实际问题、提升药学服务能力。

3. 培养师资学员指导学员整理文献，并运用多媒体教学，科学化、标准化地展现文献阅读结果。

4. 培养师资学员将 PBL 教学模式融入文献阅读中，"以教促研"提升自身科研能力，"以研促教"提升课程内容的不断创新。

教学流程

文献阅读汇报教学流程（图 4-13）分为六个步骤。

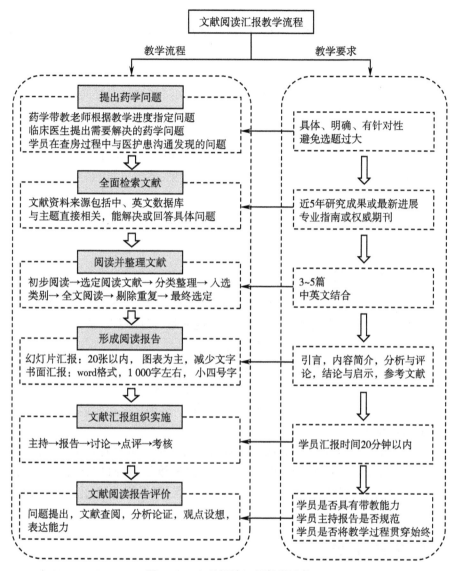

图 4-13 文献阅读汇报教学流程

第一步：提出药学问题，问题来源可以是药学带教老师根据教学进度指定问题或临床医生提出需要解决的药学问题，也可以是学员在查房过程中与医护患沟通发现的问题。主体要求具体、明确、有针对性，避免选题过大。

第二步：全面检索文献，文献资料来源包括中、英文数据库，与主题直接相关，能解决或回答具体问题。文献要求近 5 年研究成果或最新进展专业指南或权威期刊。

第三步:阅读并整理文献,包括泛读、精读、管理文献,通过初步阅读,选定阅读文献,分类整理,剔除重复部分,最终选择一些重要指南、共识、综述等文献,精读全文,准确概括分析,得出结论。

第四步:形成阅读报告,要求以幻灯片汇报,20 张以内为宜,图表为主,减少文字,并形成书面汇报。阅读报告结构上要求有引言、内容简介、分析与评论、结论与启示、参考文献。

第五步:文献汇报组织实施,包括主持、报告、讨论、点评、考核 5 个步骤。带教药师主持文献阅读汇报会,介绍相关内容,由学员依次进行汇报,汇报结束后围绕内容参会人员进行讨论,提出看法、意见、建议,讨论结束后由带教老师进行总结点评。

第六步:文献阅读报告评价,对问题提出、文献查阅、分析论证、观点设想、表达能力各方面进行评价。

👉 教学方法

1. 以问题为导向的 PBL 强调从提出临床实际药学问题入手,激发学员的学习兴趣,让学员通过系统检索文献,筛选文献,提炼观点,提高学员发现问题、分析问题、解决问题的临床实践技能。

2. "角色互换,AB 角互评"的互动式教学 文献阅读汇报过程中,学员既担任老师 A 角又担任学生 B 角,以不同"角色"互相学习互相点评,使学员更加了解学生对老师的需求以及老师对学生的引导,强化学员带教思维及模式,提高其带教能力。

3. AB 角文献阅读汇报实践技能质量评价标准 根据各教学环节内容设置建立不同的质量评价标准,根据 AB 角文献阅读汇报的目的建立文献阅读报告考核评价表,保证每一个教学环节都有标准、有规范、可量化,加强文献阅读汇报教学质量控制。

👉 教学内容

文献阅读 PBL 模式是新时期临床药学带教老师改变自身教育理念、提升自身教学技能和科研能力的一种必备实施路径。文献阅读教学工作的开展要求 A 角改变以 B 角"被动学"及"重结论而轻过程"的传统教学模式,明确 B 角学生的主体地位并以启发式、批判式等多元化教学模式调动 B 角学习兴趣,从而引导讨论的方向并回答、完善所提出的药学问题。这一交互式的文献阅读与讨论过程能大大提升师资自身的教学技能及解决临床药学问题能力。文献阅读环节的教学主题主要包括提出药学问题、全面检索文献、阅读并整理文献、形成阅读报告、文献汇报组织实施及文献阅读报告评价等过程,两名学员在该过程中分别担任文献阅读 A 角(老师)和 B 角(学生),以药学问题为牵引,以全面的文献检索及分析讨论为基础,以培养学员科学问题发掘能力及解决能力为目的,以每周教学内容掌握度及实践度为考评标准,培养临床药师师资学员科学思维及循证思维。

1. 文献阅读汇报技能　通过每周的理论授课和开放式讨论,使学员掌握文献检索分析要素和文献阅读汇报、组织及评价技能。

(1)文献检索分析要素:①B 角根据设定的药学问题,全面检索文献;②入选文献数量 5 篇左右,一般为近 5 年内发表的,中英文结合,能够反映该领域的热点难点及最新进展;③正确阅读文献,并对文献进行梳理、概括和分析;④形成文献阅读报告,包括 PPT 形式和 word 形式,相关内容符合要求;⑤按时参加文献汇报答辩,在规定时间内完成汇报,并回答相关问题;⑥反馈和修正,根据答辩过程中提出的意见和建议对文献汇报进行针对性修正,形成最终的文献阅读报告。

(2)文献阅读汇报组织技能:由 A 角带教老师主持文献阅读汇报会,能够简要介绍汇报人信息、汇报主题及要求;在 B 角药师汇报结束后,能够有效引导参会人员进行讨论、提出意见和建议;在讨论结束后,对 B 角的文献阅读汇报质量进行点评,包括主题选定、文献检索与分析及答辩表现等,提出进一步的改进计划,具有专业性和引导性。

2. 文献阅读汇报要求

(1)文献阅读汇报开展模式:A 角根据文献阅读主题、文献检索与分析、文献阅读汇报质量等执行完成情况去指导和点评 B 角,然后由师资带教老师点评 A 角的教学内容、方法、环节及效果,然后 AB 角调换。

(2)文献阅读报告评价要素:B 角文献阅读汇报时应着装规范,举止得体,问题提出围绕临床需求,主题明确,文献检索及筛查紧扣主题且能反映该领域的最新进展,分析论证部分思路清晰、逻辑严密,能够正确理解和评论文献,提出科学观点和设想,且汇报过程表达准确清晰、语言生动流畅,文献分析过程与患者沟通时尊重患者、关心患者、提问恰当、语言通俗易懂。A 角主持和点评文献阅读汇报时,能够有效掌握实施流程,点评过程紧扣相关评价要素,指出存在问题,并提出建设性意见,语言表述得体,关注文献阅读的临床思维和批判性思维,体现 PBL 引导式教学,从而实现"以教促研"。

3. 文献阅读流程

(1)提出药学问题:由 A 角按照临床药师师资培训教学内容的要求及临床实践情况,指定药学问题,或引导 B 角根据临床实践中遇到的具体问题自行提出药学问题,由 A 角进行审核确认。对文献阅读的药学问题审核,要求主题应具体、明确、有针对性(如阿司匹林所致胃肠道损伤的药物预防与处理),避免选题过大(如阿司匹林的临床应用),避免教科书授课式题目(如阿司匹林的药理学研究进展)。

(2)全面检索文献:基于提出的药学问题,A角指导B角开展全面的文献检索,包括主题词选定、检索范围及检索时限、数据库资源获取等,所选择的文献应能解决或回答当前提出的具体问题,且具有较强的时效性和可借鉴性,A角为B角列出文献阅读汇报的要点。

(3)科学整理文献:A角指导B角正确阅读文献,提高文献阅读效率,紧扣主题、抓住重点,准确概括和分析文献内容,对文献进行"综"和"述","综"即是根据所查阅的文献进行综合的归类、提炼、概括,避免未经处理的罗列和堆砌;"述"强调个人的理解,包括理论水平、专业基础及分析问题、解决问题的能力,以循证视角和批判视角在对问题进行合情合理的剖析基础上,提出自己独特的见解,做到分析准确、评论科学、结论合理。

(4)文献阅读报告的组织实施:由A角组织文献汇报会,B角根据准备的文献阅读报告进行答辩,时间20分钟,A角引导文献阅读讨论并根据考核评价表对B角的文献阅读报告进行点评和打分。

1)文献阅读汇报会主持介绍:根据与师资带教老师确定的时间,由A角召集并组织文献阅读汇报会,在B角文献阅读汇报开始前,简明扼要地介绍B角的专业背景信息、本次文献汇报主题及汇报要求。

2)文献阅读汇报:B角药师根据准备的文献阅读材料制作PPT,要求PPT不多于20页,图文搭配合理、制作美观,从引言、内容、分析评论及读后启示等模块依次进行阐述,系统介绍本次文献阅读的目的、拟解决回答的临床用药问题,对研究方法及结论进行针对性评判,指出工作亮点及存在的不足和问题,在最后的读后启示模块中紧密结合临床实际,提出个人见解及解决对策,并在PPT上列出相应的参考文献。文献汇报过程要求紧扣主题、观点明确、论证清晰。

3)组织文献阅读汇报讨论:A角带教药师在B角药师完成汇报后,进行简要的引导式发言,包括但不限于所选文献质量、主题临床意义、主要研究方法等,由参会人员围绕相关问题点进行讨论,B角基于提出问题进行简明扼要的解答,并记录相关意见和建议。

4)文献阅读报告点评:在讨论结束后,由A角带教药师针对B角药师的文献汇报及讨论答辩情况进行总结点评,包括文献汇报主题内容的科学性和规范性、PPT制作及答辩汇报表达能力等,提出改进建议。

5)文献阅读报告评价:B角基于前期文献阅读汇报内容及改进意见,修订并上交PPT和word形式的两份文献阅读报告,A角根据文献阅读报告考核评价表进行打分评价,由师资带教老师对A角的文献阅读指导、组织、点评、总结及打分情况进行综合评价。

🔍 **思考题：**

1. 师资学员如何从临床工作中凝练临床问题从而指导学员选择文献阅读的主题，集中文献阅读关注点？

2. 师资学员如何指导学员收集并遴选合适的高质量文献及相关材料？

3. 师资学员如何指导学员准确分析、总结文献证据，提出解决主题的切合实际的设想？

4. 师资学员如何指导学员完成一份完整的文献阅读报告？

5. 师资学员如何有效地组织文献阅读报告会，包括主持、内容点评和组织讨论等？

6. 师资学员如何对学员的文献阅读报告进行考核评价？

四、病例讨论

☞ **教学目标**

1. 培养师资学员指导学员结合临床实践开展合格的病例讨论。

2. 培养师资学员组织开展病例讨论小组学习会的能力。

3. 培养师资学员临床药学教学思维及教学水平，培养临床药学带教师资力量。

☞ **教学流程**

病例讨论是临床药师师资实践培训的教学主题之一，病例讨论能培养学员的信息收集能力、归纳整理能力、分析评价能力及口头表达能力，可以说是学员综合能力培养的具体表现。因此，师资学员在病例讨论这一模块的培训中应该理清带教思路、紧抓带教细节，通过以临床问题为牵引、以真实病例为基础、以培养学员临床实践技能为目的，培养临床药师师资学员带教思维及提高带教水平。

教学流程（图 4-14）：①对拟开展病例讨论的病种学习；②引导学员挑选合适的病例；③指导学员进行病例信息收集整理，不遗留项目、阳性资料；④指导学员对讨论案例进行归纳，分解治疗阶段，整理治疗主线，注意区分患者治疗的主要矛盾和次要矛盾；⑤指导学员对讨论病例进行阶段式分析及小结，指导学员设计病例讨论问题；⑥指导学员进行讨论病例幻灯片制作；⑦指导学员组织开展病例讨论，并制定学员的下一步学习目标。

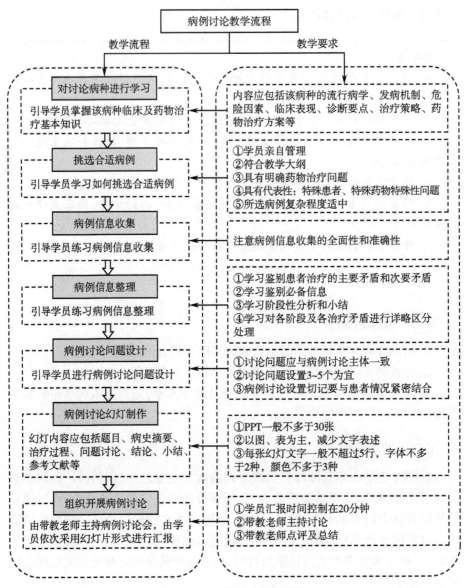

图 4-14 病例讨论教学流程

☞ **教学方法**

1. 以问题为导向的 PBL PBL 特色是以问题为导向,以病例为先导,以问题为基础,以学生为主体,以教师为主导开展教学,强调从提出临床实际需要解决的药学问题入手。带教师资应带领学员深入临床查房,在日常医疗活动中搜集存在药物治疗问题的典型案例。以临床患者的药物治疗问题为牵引,促进学员与患者、医护人员沟通,分析患者的病情与用药问题,并以此作为病例讨论的选择依据,提高学员发现问题、分析问题、解决问题的临床实践技能。

2. 从学生认知流程出发构建病例讨论带教思路　带教老师可依据布卢姆的学生认知领域分类,即记忆、领会、应用、分析、综合和评价 6 个层次来构建病例讨论带教思路。记忆常用于讨论前病种学习阶段,领会、应用、分析、综合常用于病例选择、整理阶段,评价常用于病例讨论开展阶段。带教老师应结合学员特点,在不同阶段设计带教问题引导学员顺利完成病例讨论。

3. 病例讨论教学会上互评互动　病例讨论教学会是由带教老师主持,培训学员参加的讨论会,鼓励邀请临床带教老师同时出席。由学员汇报讨论案例,带教老师应引导其他学员进行分析讨论,同时引导学员参考病例讨论评价表内容对该次病例讨论进行评价,可让学员熟悉病例讨论的质量评价标准,促进学员开展标准化、规范化的病例讨论。

☞ 教学内容

1. 病例讨论开展前准备　对待开展病例讨论的病种学习:在开展病例讨论前,带教老师应就待讨论的病种引导学员进行学习,其内容应包括该病种的流行病学、发病机制、危险因素、临床表现、诊断要点、治疗策略、药物治疗方案等。同时带教老师也要引导学员对所涉及的治疗药物的适应证、作用机制、用法用量、不良反应、禁忌证及注意事项进行学习,为下一阶段临床实践挑选病例做准备。在这一阶段主要用到的学员认知层次是记忆,即能正确回忆所学的基本概念,如"高血压的诊断标准是什么""什么是糖尿病的防治原则"等。

2. 讨论病例选择　带教师资应亲自带领学员深入临床,包括临床查房及药学查房,从中引导学员对所学习病种的典型病例进行挑选,明确告知学员典型病例挑选要素。

典型病例挑选要素:①学员亲自管理过的住院患者的病例;②符合教学大纲病种的病例;③具有明确药物治疗问题的病例;④具有代表性的病例,代表性是指特殊患者(老年患者、妊娠患者、儿童、一项或多项脏器功能不全的患者)、特殊药物(治疗窗窄的药物、某治疗领域的新药、相互作用较多的药物)、特殊性问题(需要多药联合的治疗问题、需要多种治疗手段联合的治疗问题);⑤所选病例复杂程度适中,住院时间一般 7~14 天,讨论问题设置在 3~5 个。

这一阶段主要涉及学员的认知层次是领会和应用。领会即能初步说明所学知识的主要特征。具体表现在能对概念描述的正确性作出判断。如"该患者的糖尿病是 1 型还是 2 型""该患者铜绿假单胞菌感染的高危因素有哪些"。应用则是指能直接运用所学的知识解决简单问题,能对一个简单的临床病例作出正确推断。如"根据该患者的症状及相关实验室检查结果,可采用哪种营养支持手段""根据该患者的临床表现、实验室检查及病原学结果,初始抗感染治疗药物可选择哪些"。

3. 病例信息收集及整理 病例信息是病例讨论的基础,一切讨论都是依据病例信息展开的,因此病例信息收集的全面性、准确性对病例讨论来说非常重要。带教老师在学员进行病例信息收集时应注意对信息收集项目的教学及引导。常见的信息收集项目有:患者基本信息、主诉、现病史及现用药史、既往史及既往用药史、个人史、家族史、过敏史、不良嗜好、体格检查、实验室检查、影像学检查、特殊检查、临床诊断、临床治疗过程、出院带药等。同时带教老师应引导学员采用多种方式方法收集信息,如床旁问诊(包括患者本人及家属)、电子信息系统支持、查阅既往文书记录等。

病例信息整理是对收集到的零乱的复杂的信息进行分类、组合、排列,以达到系统化、有序化的过程。在整理过程中,带教老师应引导学员做到以下几点。

(1)学习鉴别患者治疗的主要矛盾和次要矛盾,一般以主要矛盾作为病例讨论汇报的主线,但不能遗漏重要的次要矛盾。在一定条件下主要矛盾与次要矛盾可能会产生转化。例如一例因感染性休克入住重症监护室的患者,初始治疗的主要矛盾是纠正休克,维持生命体征稳定及积极抗感染治疗,同时存在的血糖升高或肝功能损伤则为治疗的次要矛盾。经过治疗感染得到完全控制后,治疗的主要矛盾转变成了血糖控制或肝损伤的治疗,因此引导学员对于患者不同阶段治疗的主次矛盾的鉴别,有利于学员阶段性治疗思维的培养。

(2)学习鉴别必备信息。必备信息是指病例信息中各部分不可或缺的内容,即使该信息的病理生理反馈是阴性结果,仍然需要提供。比如病例讨论中对临床抗感染疗效的评估,应从体征、临床表现、实验室检查、影像学检查、病原学等几个方面提供必备信息,而实验室检查中的 C 反应蛋白、白细胞计数、中性粒细胞百分比、降钙素原、红细胞沉降率等为常用的评估指标,即使某些指标结果是阴性的,仍需全部提供,以便于全面整体的评估。

(3)学习对所讨论的病例进行阶段性分析和小结。阶段性分析可培养学员解决主次矛盾思维能力,可更快地协助学员对信息进行分类处理及评估,也能在汇报时帮助听众理清思路,因此阶段性分析和小结应作为学员病例讨论培训的重要教学点之一。分阶段可参考以下两种方法:①按主次矛盾分阶段,即按患者诊疗过程不同的主要矛盾作为分阶段的依据及时间节点。这种方法常用于治疗周期较长或主次矛盾变化过多的患者。②按主线治疗的不同治疗方案进行分阶段,如该病例讨论的主线是抗感染治疗,可按不同抗感染治疗策略或药物组合作为阶段的划分依据及时间节点。这种方法常用于治疗主次矛盾不变,但疗效有波折的患者。

（4）学习对各阶段及各治疗矛盾进行详略区分处理。因患者整个药物治疗过程可能过于繁杂,而病例讨论时间有限,因此带教老师应引导学员在信息整理过程中对信息进行详略区分处理。一般来说与讨论目的一致的、治疗主要矛盾的信息应全面、详细,而与讨论目的无关的、一般的次要矛盾信息可简略。比如要讨论一个胃大切术后感染的病例,那么该患者术前或者感染好转至出院的信息可以简略,但在术后初期与感染有关的信息应尽可能详尽,如腹腔引流液引流量、性状等可供感染评估的信息甚至每小时或每两小时用图表的形式展现。详略区分能充分展现病例的重点讨论部分,可让听众集中注意力到这一讨论内容中,使得更为充分深入。

在病例讨论信息收集及整理过程中主要涉及的学员认知层次是应用、分析、综合。分析是指学员能剖析含有两个以上概念的问题,包括这些概念间联系的相对层次,如患者目前血压水平未达标,应考虑哪些因素? 下一步如何调整药物治疗剂量或治疗方案? 综合即学员能概括病例的特点,并应用多种临床药学知识进行分析,并制订相应的治疗计划,如"请结合该患者外院药物治疗史对其可能的致病菌进行评估,并提出下一步药物治疗方案"等。

4. 病例讨论题目及讨论问题的设置　将病例讨论题目及讨论问题放在一起,主要是因为二者都是病例讨论主体的综合表现,是高度归纳后的结果,与讨论主体应该是一脉相承的。

带教老师在引导学员设置病例讨论题目时应注意以下几点:①病例讨论题目应与病例讨论主体一致,不偏离讨论主线;②病例讨论题目应明确清晰地介绍病例特点或者讨论重点,如"一例 COPD 合并侵袭性肺曲霉菌病抗真菌治疗";③病例讨论题目字数不宜过长,一般不超过 20 个字,可使用副标题来明确讨论要点。

带教老师在引导学员设置病例讨论问题时应注意以下几点:①讨论问题应与病例讨论主体一致,不偏离讨论主线,或主线讨论问题不应少于所有讨论问题的 75%;②讨论问题不应设置过多,一般 3~5 个问题较为适宜,能让大家的讨论聚焦到需要解决的问题中;③病例讨论问题可围绕主要治疗药物进行讨论、围绕特殊药物进行讨论、围绕患者特殊情况进行讨论,问题设置内容可包括药物选择、适应证、禁忌证、疗效评价、不良反应监测等;④讨论问题设置切记要与患者情况紧密结合。

例如"一例 COPD 合并侵袭性肺曲霉菌病抗真菌治疗"的病例讨论,可设置以下问题:①该患者 7 月 16 日开始使用的联合抗曲霉菌方案是否合理? ②药师如何判别该患者出现的严重低钾血症是否为两性霉素 B 所致的不良反应? ③该患者两性霉素 B 该使用何种剂量? ④如何做好该患者所用两性霉素 B 的药学监护? ⑤针对患者现状,下一步治疗方案调整有什么建议?

5. 病例讨论评价能力 带教老师应掌握病例讨论评价能力,能从学员病例选择的恰当性,病例讨论架构的统一性,内容的完整性,信息整理、分析过程的逻辑性,分析结果的准确性对学员的病例讨论做出合理的评价。评价内容也可参考病例讨论教学质量评价标准进行。

6. 幻灯片制作

(1) 幻灯片结构要求:幻灯片内容应包括题目、病史摘要、治疗过程、问题讨论、结论、小结、参考文献等。

(2) 幻灯片形式要求:病例讨论幻灯片一般不多于 30 张,建议简洁明了,以图、表为主,减少文字表述;每张幻灯片文字一般不超过 5 行;字体不多于 2 种;颜色不多于 3 种。

7. 组织讨论流程及要求

(1) 主持:由带教老师主持病例讨论会,介绍汇报次序、题目,交代讨论内容的主要背景。

(2) 汇报及讨论:由学员依次采用幻灯片形式进行汇报,每位学员汇报时间控制在 20 分钟以内。病例介绍尽量简明扼要,必要时辅助图表描述,要做到全面、客观。病例讨论重点应放在讨论部分,病史介绍完成后,汇报者可先将问题抛出,参会人员自由发言、相互交流,提出自己的意见和建议。讨论结束后,汇报者负责解答病例中提出的问题,讨论的结果应综合讲者和参会人员共同的意见。在讨论过程中主持人要引导参会者积极发言,控制时间。对于讨论一致的结论,由汇报者负责与相应的医护人员交流沟通,并注意临床反馈;如果是存在较大争议的问题或当场不能解决的问题,可由带教老师以文献阅读或其他学习方式分配给学员,并在下次讨论会上向大家反馈。

(3) 总结:每个学员汇报结束后,由主持人对病例和现场讨论情况进行总结。多个专业学员共同举行的病例讨论会,可分别由各自的带教老师进行点评。

🔍 **思考题**

1. 师资学员如何引导学员在临床实践中主动发现药学问题?

2. 师资学员如何引导学员思考鉴别所收集信息的真伪?

3. 师资学员如何通过病例讨论提升学员的临床药物治疗整体评估思维?

4. 师资学员如何培养学员的口头表达能力?

5. 师资学员如何提升讨论者对所讨论病例的关注度?

五、病例分析书写

👉 教学目标

1. 培养师资学员指导学员对临床问题进行分析归纳与总结,撰写合格的病例分析报告。

2. 培养师资学员帮助学员培养职业敏感性。

3. 培养师资学员的临床药学教学思维,提高其教学水平。

👉 教学流程

临床药师师资培训过程中两名学员分别担任 A 角(老师)和 B 角(学生),提出各类药物治疗问题后,以真实病例为基础,培养学员分析与总结问题的能力,以对 B 角书写的病例分析的点评能力为考评标准,培养临床药师师资学员带教思维,师资带教老师对师资学员的表现进行点评分析。

病例分析书写教学流程(图 4-15)为:①进行病例分析教学的简单介绍,包括教学目标、方法、内容和评价标准;②进行理论授课,讲解病例分析书写的

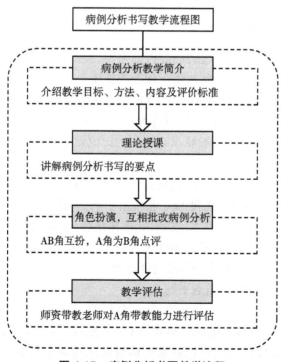

图 4-15 病例分析书写教学流程

关键要点和结构;③师资学员进行角色扮演和互相批改,分为 A 角和 B 角,B 角撰写病例分析报告,A 角进行点评,并互相交换报告进行批改和反馈;④师资带教老师对师资学员 A 角的点评进行教学内容测评和教学质量评估,测评教学成效、教学目标完成情况、满意度等,从而发现并解决病例分析教学存在的问题、提出优化改进意见和建议。

教学方法

1. 讲授法　带教老师作为灌输知识的主体,在学员撰写病例分析前,结合真实的病例,以讲授知识的方式指导师资学员按照病例分析书写规范撰写病例分析内容,重点讲解病例分析的关键环节。

2. PBL　以提出临床实际药学治疗问题为基础,激发学员的学习兴趣,通过学员的自主探究和合作来解决问题,从而掌握隐藏在问题背后的科学知识,形成解决问题的技能和自主学习的能力。

3. 角色扮演法　在病例分析教学过程中,师资学员既担任老师 A 角又担任学生 B 角,以不同角色互相学习互相点评,学员一方面通过书写病例分析进一步理解和掌握病例分析的理论和技巧,同时作为 A 角又可强化师资学员带教思维,提高点评学员病例分析的能力。

教学内容

1. 病例分析书写　通过病例分析的书写,使师资学员进一步掌握病例分析要素、必备的归纳总结和解决实际问题的技能。

(1)病例分析选题:根据临床药师师资培训要求,病例分析为患者住院治疗过程中一次治疗事件的描述,可选择门诊或者住院病例,回顾性或者正在治疗的病例都可以选择,一般要求有精彩的讨论点且能体现治疗结果,内容新颖、重点突出和临床借鉴性。

A 角(老师)对 B 角(学员)病例分析的批改与点评首先应关注选题,选题可体现临床药师的职业敏感度和专业视角。病例分析题目宜选择新的、罕见或严重的药物不良反应的发生、发展、处理和跟踪,罕见病的发现及治疗,疑难病例及危重症的诊治,常规药物治疗过程中的特殊事件,特殊疾病状态下或特殊人群的药物治疗等,尤其是临床药师在患者的药物治疗过程中提出建议或提供药学监护的病例可以重点书写。

(2)病例分析写作结构与要求:病例分析的书写格式与药历不同,不可直接复制病历内容,可参考临床病例报告(个案报告)写作格式,主要内容应是针对药物治疗事件的深入讨论并着重体现临床药师参与临床治疗所起的作用。其结构主要由标题、前言、文章主体及参考文献组成,其中主体应包括病例资料、药物治疗分析、讨论和总结。

1）标题和前言：病例分析的标题应直接反映讨论主题，简洁清晰，并体现临床药师作用。例如，"一例头孢菌素引发精神症状的药学监护"的题目过于宏观，主题不够明确，改为"一例头孢哌酮／舒巴坦致意识障碍的病例分析及药学监护"后，讨论主题更加明确，同时标题中"药学监护"字样，体现了临床药师在患者药物治疗中的作用。

前言部分是病例分析的开篇，起到提纲挈领的作用，不可缺少。它是病例分析文章的主旨或撰写目的。虽然目前在"病例分析评估表"里对于标题和前言的质量没有具体要求，也未设置评分分值，但是对于病例分析整体的完整性以及文章的发表有着重要意义。病例分析前言部分应符合以下要求：①简明扼要，概括病例分析的重点内容，吸引读者阅读；②逻辑清晰，层次分明，使读者能够快速了解病例分析的整体内容；③重点突出病例分析的讨论主题，让读者了解文章的核心内容；④结合最新研究进展，介绍病例分析的背景和意义；⑤提出具体的建议，帮助临床医生改善药物治疗方案，提高患者的治疗效果。

2）病例资料：病例资料部分主要是患者的一般情况，可以按照 SOAP 药历模式的要求书写。S（subjective），患者的主观性资料，如主诉、过敏史、药物不良反应史等；O（objective），患者的客观资料，如生命体征、体格检查、检验和检查结果等客观记录；A（assessment），临床诊断以及对药物治疗过程的分析和评价；P（plan），主要治疗方案，包括治疗药物的种类、用法用量、用药疗程、用药指导及药学监护计划。

病例资料内容以满足分析需要为限，与讨论问题要点紧密结合，无关的内容应适当删减，疾病发展变化及相关药物治疗情况应描述清晰，主要阳性体征、主要检查结果应详细列出，必要时辅以图标，注意详略得当。书写应注意专业用语规范，药物名称一律使用通用名。

3）分析讨论：分析讨论部分应提出主要问题或主要矛盾，针对问题或矛盾分析患者的药物治疗方案的合理性，通过循证证据进行论证，并提供解决问题的办法。一般选择 1~3 个药物治疗问题来重点分析讨论，然后进行总结。若选择的讨论问题过多或偏宏观，不利于突出重点和进行深入讨论。讨论时应做到理论结合实际，同时做到证据充分、逻辑清晰、考虑全面。

分析讨论部分是病例分析中最重要、最精彩的部分，也是病例分析写作的难点，体现临床药师的临床思维、药学知识的掌握与应用、问题的归纳与总结能力、论文写作技巧及文献检索能力等。好的病例分析可为临床提供参考借鉴，为药学同行提供启发和思考。

4）总结：对具体治疗问题的分析讨论后，需对问题结论进行总结，得出准确、可信度高的结论,归纳出规律性问题,并对药物治疗情况进行概括性评价,指出存在的缺陷与不足。

5)参考文献:参考文献是分析讨论部分的重要依据,应尽可能引用最新、权威和经典的文献。参考文献要求引用准确和格式规范。

(3)病例分析写作注意事项

1)将病例资料内容与讨论问题要点紧密结合。应注意避免与主旨无关的内容。如讨论抗感染治疗时,患者同时出现药物性肝损伤的相关检查指标和病情可以略去。

2)文章必须体现临床药师在所讨论的治疗事件中的作用,如果学员未在治疗事件中发挥作用或虽然发挥作用但未在讨论总结中书写,无法体现临床药师的工作内容和工作价值。

2. 病例分析点评要素与要求 临床药师师资培训着重考察师资学员的带教能力,通过批改与点评学员的病例分析而掌握病例分析书写质量的评价指标,不断提高带教水平。

病例分析点评要素包括基本要求、病例资料、临床分析与总结。基本要求包括患者知情权、药物经济学、文献权威性与新颖性、专业术语表达与药品通用名等。病例资料介绍包括药物使用史、特殊生理病理、主要阳性体征、实验室检查与影像学检查报告等。临床分析需判断是否为某一具体特殊的治疗问题进行分析讨论,包括药物适应证、用法用量、用药禁忌、不良反应、个体化用药等。总结应全面得当而不偏颇。

3. 病例分析实例解析 下面以一个具体的病例分析书写及点评案例为例来进一步熟悉病例分析书写要求与点评要素及方法。

(1)标题:1例极晚期支架内血栓形成患者的个体化抗血小板治疗方案分析

点评:①冠心病介入治疗的患者较多,但支架植入后,支架内血栓是经皮冠状动脉介入治疗的严重并发症,虽然其发生率较低,但是一旦发生后果却很严重,因此引起广泛关注,对支架内血栓形成的原因、解决办法的研究是目前的热点问题。该案例关注热点问题,集中到临床药物治疗的焦点事件,选题很好。②标题突出了讨论的重点问题,指出了患者情况、讨论方向。

(2)前言:目前,相关临床指南广泛推荐抗血小板药物氯吡格雷应用于经皮冠状动脉介入治疗术后患者的抗血栓治疗。但在氯吡格雷的临床应用中发现,有部分患者按照指南推荐的用法用量和用药疗程使用,依然达不到预期的血小板抑制水平,甚至发生心脑血管不良事件,被称为氯吡格雷抵抗或低反应。因此,如何根据患者的实际情况制订个体化抗血小板治疗方案以提高支架术后患者的药物治疗效果、减少并发症及药物不良反应发生,已成为当前抗血小板治疗研究的新热点。本文介绍一例极晚期支架内血栓形成的患者,临床药师首先分析患者血栓形成的影响因素,找到氯吡格雷低反应的原因,在患者抗血小板治疗过程中通过对比替代治疗方案,最终为患者制定了最佳的药物治疗方案。希望通过此文为广大临床药师在今后面对此类患者在治疗过程中提供新的思路。

点评:该病例分析简要交代了病例研究背景,引出讨论话题、说明写作目的。

(3)病例资料:患者,女,69 岁,因"发作性胸闷 17 天"入院。患者于 17 天前无明显诱因出现胸闷、胸痛,呈阵发性,劳累或活动后稍加重,休息或含服麝香保心丸后症状可得到一定程度缓解。患者 3 年前无明显诱因出现心前区压榨样疼痛,伴胸闷、后背部疼痛、大汗淋漓,于当地医院就诊,诊断为"急性心肌梗死",行 PCI 术,植入药物洗脱支架一枚。术后规律口服氯吡格雷 2 年,口服阿司匹林至今。既往无高血压、糖尿病、高脂血症等病史。患者有吸烟史 45 年,PCI 术后每天吸烟 15 支左右,否认饮酒史,否认家族遗传史。入院查体:T 36.5℃,P 76 次/min,R 19 次/min,血压(BP)128/69mmHg;肌酸激酶同工酶(CK-MB)7.89ng/ml↑(参考值 0~5ng/ml);肌钙蛋白 I(cTnI)0.54ng/ml↑(<0.028ng/ml);肝肾功能、血糖、血脂未见明显异常;凝血功能指标无明显异常;心电图示窦性心律,ST-T 低平;心脏超声示心内各结构及血流未见异常,EF:59%。入院诊断:冠心病,急性非 ST 段抬高型心肌梗死,PCI 支架植入术后。患者入院后紧急行冠脉造影示 LAD 近段原支架内完全闭塞,再次 PCI 于前降支原支架内植入西罗莫司支架一枚。术后给予抗栓、抗心肌缺血、稳定斑块、预防应激性溃疡等其他对症治疗。主要治疗药物:阿司匹林肠溶片、硫酸氢氯吡格雷片、替罗非班氯化钠注射液、阿托伐他汀钙片、富马酸比索洛尔片、单硝酸异山梨酯缓释片、低分子肝素钙注射液、泮托拉唑钠肠溶片用药 7 天后,血小板聚集率(ADP 诱导)为 92.1%(46.6%~78.8%)。临床药师查阅相关文献,建议对该患者行氯吡格雷细胞色素 P450 2C19 基因检测以明确是否存在氯吡格雷抵抗。基因型测定结果示该患者基因型为 CYP2C19*2*2,即慢代谢型。临床药师结合基因型测定结果,建议将硫酸氢氯吡格雷片调整为替格瑞洛片 90mg,b.i.d. p.o.。医师采纳药师建议,换药 5 天后,复查血小板聚集率(ADP 诱导)为 51.2%(46.6%~78.8%)。患者调整治疗方案 12 天后,病情好转出院。电话随访 1 年,患者未出现心血管不良事件及出血事件。

点评:该病例资料概括了患者一般信息、相关阳性体征及检查检验结果,简要介绍了与所讨论问题相关的疾病治疗及用药情况,也介绍了临床药师的参与及干预情况,体现了临床药师的作用。

(4)分析讨论:首先分析该患者支架内血栓形成的可能原因,包括临床因素和抗血小板治疗药物相关因素。再分析该患者存在氯吡格雷低反应的相关因素:药物相互作用和相关基因多态性,最后讨论了该患者抗血小板治疗方案的调整。

以 PCI 术后支架内血栓形成的原因分析为例:PCI 术后支架内血栓形成的机制是多因素的,主要包括临床因素、支架因素、术后管理因素、药物因素等,如抗血小板治疗方案与疗程等。作为临床药师,不应仅关注患者此次住院的用药过程,而应从患者支架内血栓形成的原因开始全面探究,因为该原因可能与此次心血管不良事件的发生存在关联。从临床药师的角度,应当主要关注患者的临床因素以及术后的药物治疗,分析是否存在抗栓治疗遗漏或者不足的环节,并且加以改进,才能避免患者再次支架术后形成血栓。

临床因素:患者自身因素如高龄、吸烟、合并高血压、肾功能不全、急性心肌梗死、左心功能不全(心脏射血分数 EF<30%),是支架内血栓的预测因子。就该患者而言,有吸烟史 45 年,2 年前行 PCI 术后仍每天吸烟 15 支左右。临床药师分析患者除了高龄,吸烟也可能是支架内血栓形成的一个重要的独立危险因素。吸烟可增加血小板的聚集性,使纤维蛋白原水平升高,增加血液的凝固性和黏稠度,从而导致血流缓慢,增加血栓形成的概率。因此临床药师向患者及家属讲解吸烟对心血管事件的危害性,告知患者要戒烟并尽量避免二手烟的吸入,以降低吸烟带来的不良影响。

点评:该部分思路清晰、层层递进,有文献证据的支持,体现了临床药师的逻辑思维和分析思路,紧密结合该患者实际情况进行分析。

(5)总结:冠心病患者支架内血栓形成是 PCI 术后的严重并发症之一,处理不当或不及时可能危及患者生命。抑制血小板的黏附和聚集对于血栓疾病的预防和治疗显得尤为重要。在选用氯吡格雷抗血小板治疗时,药物代谢酶基因多态性可能导致药物效应及毒性存在个体差异。氯吡格雷低反应会降低氯吡格雷对心血管疾病患者的保护作用,增加心血管事件的发生。对于 PCI 术后出现支架内血栓,临床药师应先从患者自身因素以及药物相关因素综合分析血栓形成的原因,在排除药物相互作用导致氯吡格雷低反应的可能之后,也应考虑 CYP2C19 基因多态性对氯吡格雷体内代谢过程的影响。临床药师在该患者治疗过程中,通过搜集国内外的研究数据,综合考虑患者病情、基因型等因素后,与医师共同制定了个体化抗血小板治疗方案,并做好药学监护和用药教育,保证临床用药的有效性和安全性。

点评:对整个病例分析进行了总结,高度概括了患者情况,将药师的工作和发挥的作用简单归纳。

4. 病例分析质量评价标准　根据病例分析书写的要素及评价指标建立病例分析检查评分表,有利于病例分析教学环节的标准化、规范化和同质化,从而提高病例分析教学质量。

🔵 **思考题**

1. 师资学员如何引导学员选择适当的病例分析主题?
2. 师资学员如何提高学员参与临床治疗的参与度和干预成功率?
3. 师资学员如何引导学员主动发现临床治疗过程中的药学问题并提高解决问题的能力?
4. 师资学员如何提高学员文献检索及归纳总结的能力?

六、药历书写

👆 **教学目标**

1. 培养师资学员指导学员对患者药物治疗的全过程进行全方位、多维度的信息收集,并进行全面、真实、及时、完整、规范的记录。

2. 培养师资学员引导学员培养临床思维,深入思考,对患者药物治疗过程给予专业、准确、客观的评价,提高分析和解决临床问题的能力。

3. 培养师资学员帮助学员拟定合适的药学干预计划,包括对医师处方及给药方案的调整建议,对患者用药相关的教育和指导。

4. 培养师资学员药历书写临床药学教学思维及教学水平,加强临床药学带教师资力量。

👆 **教学流程**

药历书写为临床药师师资培训教学主题"个体化用药、药历书写临床实践技能"中的重要一项。药历书写教学过程中两名师资学员分别担任 A 角(老师)和 B 角(学生),基于临床真实病例,以药学监护为着力点,以培养师资学员药历书写带教技能为目的,在带教老师指导下进行模拟教学,从而培养临床药师师资学员带教思维,提高带教水平。

药历书写的教学流程包括以下内容(图 4-16)。

(1)首先进行药历书写教学简介及理论授课,明确药历书写的教学目标、方法、内容及考核标准,并加强巩固师资学员关于药历书写的理论知识,包括药历书写对象、药历的基本内容、药历的书写模式、药历的书写规范、药历书写要求、常见问题与注意事项等。

(2)在带教老师指导下,由 A 角指导 B 角进行药历书写模拟教学前的准备:药历书写对象筛选、药历书写理论准备、药历书写预汇报。

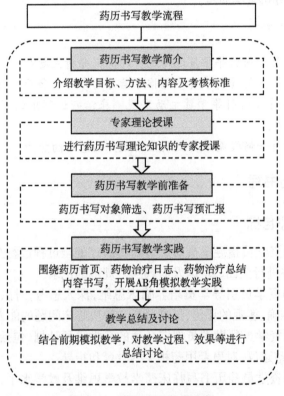

图 4-16 药历书写教学流程

（3）在带教老师指导下，由 A 角对 B 角进行药历书写模拟教学：药历首页书写教学、药物治疗日志书写教学、药物治疗总结书写教学。

（4）药历书写模拟教学总结讨论：A 角对 B 角药历书写情况进行总结评价，带教老师对模拟教学过程进行总结点评，并进行讨论。

（5）AB 角互换，重新进行（2）~（4）项流程。

☞ **教学方法**

1. 基于临床真实病例的 CBL 教学 以临床真实病例为基础，增加师资学员的融入感，引导师资学员思考教学中如何理论结合实践，针对性运用并巩固课堂讲授的理论知识，并结合患者的个体情况，指导教学对象收集信息，整理信息，开展药物治疗评估，根据患者的药物治疗问题，引导教学对象主动去查阅相关文献资料，寻找药师干预的切入点并实施干预和监护，对药物治疗进行总结，并在实践基础上进行药历书写。

2. "角色互换，AB 角互评"的情景模拟式教学 药历书写教学过程中，师资学员分别担任老师和学生,模拟真实的临床带教情景,使师资学员提前进入带教模式,增强师资学员的融入感,强化师资学员带教思维,提高其带教能力。

3. 带教老师引导下的药历书写全程互动式教学指导　从药历书写前选定病例开始,在带教老师引导下由师资学员对学员进行指导,贯穿药历书写前理论准备、预汇报,药历书写进行中各个环节,以及药历书写总结全过程。此外,学员药历书写中的每一项具体内容都由师资学员和带教老师分别进行批注和点评,并据此不断修改完善,经过多次的书写 - 批注 - 点评 - 修改 - 批注 - 点评 - 修改 ……… 完善模式,实现三方的良好互动。有助于同时提高师资学员的带教能力和学员的药历书写能力。

☞ **教学内容**

1. 药历书写对象筛选　由 A 角指导 B 角按照药历书写对象筛选的要求,选择特殊患者、可能存在用药问题的患者或其他需要重点药学监护的患者等临床代表性病例,作为药历书写对象。如选择一例肾病综合征合并急性肾损伤病例进行药历书写教学实践。

2. 药历书写前理论准备　师资学员指导学员学习选定病种的国内外最新诊断治疗指南,查看患者病程记录、辅助检查和用药医嘱等,为学员列出针对选定患者的药历书写注意事项和药师干预要点,拟定初步的药历书写格式,明确药历书写思路。

(1)根据所选择的肾病综合征合并急性肾损伤病例,A 角指导 B 角学习关于肾病综合征和急性肾损伤的国内外最新治疗指南,包括肾病综合征的降蛋白尿目标治疗,以及对症治疗和合并症防治,急性肾损伤的定位和病因,风险因素尤其是药物相关风险因素,治疗与预防,透析治疗指征等。

(2)A 角指导 B 角查看患者现病史、既往病史、既往用药史、既往食物药物过敏史,此次入院后体格检查、辅助检查检验、初始治疗方案、病程记录、疾病转归等。

(3)A 角指导 B 角发现患者目前存在的治疗用药问题和药学监护点,并列出药历书写思路。

3. 药历书写预汇报　B 角汇报拟进行药历书写病例的基本情况,A 角阐述药历书写思路,使 B 角明确此次药历书写的方向和重点。带教老师进行点评,拟定书写格式和书写思路。

病例:患者,男,45 岁,身高 160cm,体重 70.2kg,因"颜面、双下肢水肿 1 年余,加重 3 天"入院。入院前 1 个多月,无明显诱因出现颜面部水肿,双下肢水肿,伴泡沫尿,3 天前无明显诱因上述症状加重到医院就诊。门诊查血压 135/85mmHg,尿常规:隐血 +,蛋白 ++++;24 小时尿蛋白定量 23.6g;生化:肌酐 140.8μmol/L，估算肾小球滤过率 52.65ml/min，白蛋白 14.2g/L；血脂：总胆固醇 10.05mmol/L，甘油三酯 4.91mmol/L，低密度脂蛋白胆固醇 5.91mmol/L，高密度脂蛋白胆固醇 1.35mmol/L。门诊以"肾病综合征、急性肾损伤"收入院。患者病程中无尿量减少、肉眼血尿、夜尿增多，无脱发、关节疼痛、全身皮疹等。1 年多前，于该院诊断为"甲状腺功能减退症"，予以左甲状腺素治疗 2 个月后，复查甲状腺功能恢复正常，停药；否认高血压病、糖尿病及心、脑、血管、肺、肾、肝等重要器官疾病史。

A 角汇报药历书写思路：①针对急性肾损伤，应尽快明确其定位和病因，针对不同的病因给予治疗。了解患者既往用药史，分析是否存在药源性因素，并对其进行用药教育，尤其是中药及保健食品。②围绕患者的肾病综合征，评估有无合并症，分析对症治疗及合并症防治方案并进行监护。患者肾病综合征伴急性肾损伤，需待肾穿结果出来明确诊断，再决定是否加用细胞毒性药物或免疫抑制剂，并对免疫治疗方案进行评估。

带教老师点评：①除药物相关治疗外，休息和饮食治疗也是肾病综合征的重要治疗手段，药历中应有所体现。②急性肾损伤在明确病因的同时，支持、对症治疗也很重要，药历中应进行分析。

4. 药历书写过程模拟教学

(1) 药历首页书写教学：B 角根据药历书写思路在完成患者基本情况、病史摘要、初始治疗方案分析、初始药物治疗监护计划撰写后，交给 A 角批注修改。A 角批注修改完成后交带教老师，带教老师点评 A 角的修改意见后反馈，A 角根据点评反馈完善修改意见，并指导 B 角根据修改和点评意见持续修改完善，直到 B 角书写的药历首页让 A 角和带教老师都认可为止。

A 角批注修改意见：①不良嗜好（烟、酒、药物依赖）项下，偶有吸烟、饮酒。描述不详，且监护计划中未对患者进行相应教育。②既往用药史项下，1 年多前，于医院诊断为"甲状腺功能减退症"，予以"优甲乐"治疗 2 个月后，复查甲状腺功能恢复正常，停药。未按规范使用通用名，具体用药剂量、频次、用药方式不详。③初始治疗方案项下，托拉塞米注射液 10mg，q.d. i.v.gtt.；初始治疗方案分析项下，患者颜面、双下肢水肿，应用利尿药脱水消肿对症治疗。给予患者托拉塞米，主要作用于髓袢升支，对钠、氯和钾的重吸收具有强有力的抑制作用。只分析了治疗指征，未分析选药依据，多种利尿药里为什么选托拉塞米，也未对托拉塞米具体使用剂量、途径、频次进行分析。

带教老师点评：①初始治疗方案分析项下，应对患者的水肿程度进行评估，肾病综合征不同程度的水肿治疗原则不同，该患者重度水肿可选用袢利尿药，治疗目标应是缓慢地减轻水肿，同时应结合限盐利尿措施进行分析。②初始治疗方案分析中有写到使用低分子肝素预防抗凝血剂量过大，会增加出血风险。但初始治疗监护方案里未有提及,监护方案应在分析的基础上拟定。

(2)药物治疗日志书写教学:A角应督促B角进行药物治疗日志书写,药物治疗日志应是经常性、连续性的记录,病情有变化、药品品种及剂量有调整时均要及时记录。A角定期对药物治疗日志进行批注修改,B角根据批注意见修改完善后再交给A角,保留修改痕迹。所有药物治疗日志修改完成后和修改记录一起交给带教老师,带教老师进行点评后反馈,A角根据点评指导B角进行修改完善。

A角批注修改意见:①该患者肾穿活检诊断为IgA肾病,使用糖皮质激素治疗,加用钙剂、维生素D和质子泵抑制剂(PPI)。药物治疗日志中仅评估了钙剂、维生素D和PPI的使用剂量、途径、频次,但未分析需要加用这三种制剂的原因,也未描述预期使用疗程。②患者入院后诊断高尿酸血症,使用促尿酸排泄药苯溴马隆降尿酸,尿pH 5.9,应建议加用碳酸氢钠碱化尿液。

带教老师点评:①该患者肾穿活检诊断为IgA肾病,使用糖皮质激素治疗的分析不足,未从患者血压、蛋白尿、eGFR等角度分析使用糖皮质激素的必要性及预期疗程。②尿pH在6.2~6.9范围内最利于尿酸盐结晶溶解和从尿排出,但尿pH>7易形成结石,使用碳酸氢钠过程中应注意监测尿pH。

(3)药物治疗总结书写教学:A角指导B角对患者的整个治疗过程提出总结性分析意见,包括对整个治疗过程的分析和反思,对药学监护、用药指导的归纳,对药师参与治疗过程的评价,以及出院后的随访计划和定期监测各项指标。带教老师进行点评后反馈,A角根据点评意见指导B角修改,直到带教老师认可为止。

A角批注修改意见:①治疗过程总结中只关注了患者的水肿改善情况,未从定性和定量层面描述患者尿蛋白改善情况。②药师参与治疗工作总结中,只描述了药师提出医生接受的建议,未描述医生未接受的建议并分析原因。

带教老师点评:①患者的血压、肾功能水平是IgA肾病病情评估和治疗目标拟定的重要依据,治疗过程总结中未进行相关描述。②药师参与治疗工作总结中,对药师参与分析并排除急性肾损伤药源性因素的过程没有进行总结。

5. 药历书写模拟教学总结　A角根据B角的药历书写格式、药物治疗日志完整性、对药物治疗方案分析和药师干预的准确性等,对本例药历书写情况给予客观的总结评价。带教老师根据A角的指导情况进行总结点评。

A角总结评价:该药历总体书写思路清晰,治疗方案分析较为准确,监护计划拟定较为全面,体现了B角对该病种的诊断、治疗原则及监护要点掌握较好,但具体书写过程中有些点分析不够深入,制订监护计划时应建立在前面分析的基础上查漏补缺,从而制订完善的监护计划。

带教老师点评:A角应指导B角根据药历书写中遇到的具体问题,查阅相关文献资料,做到每一项分析和监护都有据可循。此外,应特别注意,监护计划的拟定应与患者个体情况密切结合,后续药物治疗日志中应有相应的监护实施过程描述,体现监护计划的执行情况。

药历书写推荐格式见表4-15。

表4-15 药历书写推荐格式

建立日期:___年__月__日　　　　建立人:_____　　　药历编号:_____

姓名		性别		出生日期		住院号	
住院时间:	年	月	日	出院时间:	年	月	日
身高/cm		体重/kg			体重指数/(kg/m²)		

现病史:
既往病史:
个人史:
既往用药史:

过敏史:
含药物、食物及其他物品过敏史

药物不良反应及处置史:
系指本次入院治疗中发生的药物不良反应与处置手段、结果

入院诊断:1.

出院诊断:

初始治疗方案分析:
1. 系指根据本次入院诊断所设及的初始治疗药物与治疗方案分析
2. 包括对于诊断进行的现阶段的治疗方案分析、现有的可行的指南用药或经验用药
3. 治疗过程中新出现的临床诊断及治疗方案分析,在"药物治疗日志"中记录

初始药物治疗监护计划:
1. 系指根据初始治疗方案所制订的药物治疗监护计划
2. 应包含对患者服药依从性的评估与建议
3. 治疗过程中根据新出现的临床诊断、治疗方案所制订的药物治疗监护计划,在"药物治疗日志"中记录

续表

其他主要治疗药物:
系指初始治疗方案外的主要治疗药物,随时填写

药物治疗日志

1. 药物治疗日志记录内容应包括:
(1)患者住院期间病情变化与用药变更的情况记录(含治疗过程中出现的新的疾病诊断、治疗方案、会诊情况)
(2)对变更后的药物治疗方案的评价分析意见与药物治疗监护计划
(3)用药监护计划的执行情况与结果(包括药师参与情况与结果)
(4)出院带药情况
2. 每次记录注明记录时间(年、月、日),危重患者要记录时刻
3. 药学带教老师每周不少于两次对药物治疗日志进行点评,并用红色笔填写点评意见
4. 一般每 3 天书写记录 1 次,危重患者随时书写记录

药物治疗总结

药物治疗总结:
1. 出院时对完整用药方案的总结性分析意见
2. 药师在本次治疗中参与药物治疗工作的总结
3. 患者出院后继续治疗方案和用药指导
4. 治疗需要的随访计划和应自行检测的指标

药学带教老师评语

思考题

1. 师资学员如何引导学员与医护患实现良好的沟通互动?
2. 师资学员如何帮助学员快速寻找合适的药历书写对象?
3. 师资学员如何指导学员多方位全角度地收集信息?
4. 师资学员如何引导学员主动发现药学问题并及时进行药学干预?

5. 师资学员如何帮助学员客观全面地进行药物治疗方案评价和药学监护计划拟定?

七、用药教育

☞ 教学目标

1. 培养师资学员指导学员在病区内对患者进行个体化的用药教育。

2. 培养师资学员帮助学员提升撰写用药教育内容的质量及解决临床问题的能力。

3. 培养师资学员临床药学教学水平,以及培养用药教育实践带教能力和提升药学服务能力。

☞ 教学流程

用药教育贯穿于临床药师师资培训四周教学内容的各个环节中,如职业道德、药学伦理、沟通技巧、病例讨论、病例分析及药历书写等临床实践技能的培训。用药教育培训涉及具体内容包括与患者的沟通方法与技巧,及时获取患者完整的用药信息,了解患者用药依从性,判断用药后有无不良反应,筛查药物相互作用,给予患者正确的用药指导、用药注意事项以及特殊药品的用法与保存方式等内容。用药教育培训方式为临床实践过程中两名学员分别担任 A 角(老师)和 B 角(学生),B 角选择临床实际病例对患者进行用药教育,A 角以每周教学内容掌握度及用药教育实践度为考评标准评价 B 角用药教育实践能力,带教老师评价 A 角临床药师师资学员的带教思维及带教水平。

教学流程为:

(1)带教老师进行培训教学内容概述,介绍用药教育教学目标、方法、原则、注意事项及考评标准,使学员明确教学整体设计安排。

(2)A 角选择临床病例,进行开放式讨论,根据模板制定本次用药教育的教学内容提纲和学习要点。

(3)B 角结合患者的用药情况和临床基本信息,撰写用药教育材料。

(4)AB 角去病房,将用药教育的教学内容有效运用于临床实践。

(5)AB 角就实践完成情况,进行总结、分析与讨论,修订用药教育材料。

(6)教学内容测评和教学质量评估,测评教学成效、教学目标完成情况、满意度等,调研教学存在问题、优化改进意见和建议。

流程图如图 4-17。

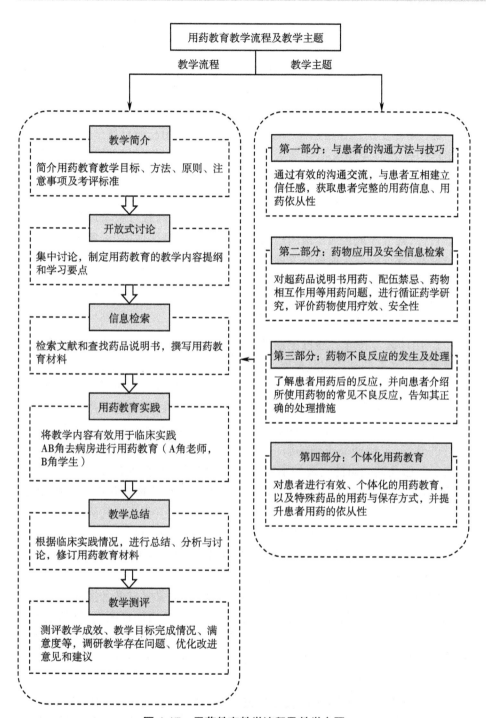

图 4-17 用药教育教学流程及教学主题

教学方法

1. 通过临床实践,发现问题开展的 PBL　A 角指导 B 角以临床实际病例入手,让 B 角实践演练,激发学员运用理论知识结合用药教育开展的实际情况,发现问题、分析问题、解决问题,提升进行用药教育的教学实践技能。

2. "角色互换,AB 角互评"的互动式教学　在用药教育教学过程中,师资学员既担任老师 A 角又担任学生 B 角,以不同"角色"互相学习互相点评,让不同"角色"的师资学员了解培训教学的需求,以及老师对学生的引导,强化师资学员带教思维及模式,提高其带教能力。

3. AB 角临床实践技能质量评价标准　根据用药教育教学环节的内容和教学目标,建立不同的 AB 角用药教育实践技能质量评估表,设置不同的质量评价标准,保证每一个教学环节都有标准、有规范、可量化,加强用药教育教学质量控制。

教学内容

1. 用药教育技能　通过定期的理论授课和开放式讨论,使学员掌握用药教育要素和必备的临床实践技能。

用药教育应包括以下要素:①评估患者用药依从性,向患者介绍用药治疗目的及治疗预期的持续时间,告知规范用药的重要性,提高患者用药依从性和自我管理能力;②使患者正确判别所用药物的通用名和商品名并能识别不同药片的外形,了解药品正确的服用方法、服用时间及漏服药的处理方法;③使患者了解服药期间可能出现的不良反应、自我监测内容、处置方法及定期随访的重要性;④药品储存方式及效期管理;⑤由于存在药物相互作用的可能性,再就诊时患者应主动向医生说明正在使用药物;⑥正确指导并确认患者或家属掌握特殊药物使用的注意事项,如雾化吸入操作;⑦使患者了解饮食,饮酒和吸烟等不良生活习惯对药物疗效的影响;⑧特殊人群如孕产妇,则应使其了解所用药物对妊娠及哺乳的影响等。

用药教育涉及的临床实践技能有:临床药师应掌握与患者沟通的方法与技巧,包括保持良好的职业形象、主动做自我介绍、语言沟通顺畅、肢体语言配合、聆听技巧、沟通节奏把控、尊重患者隐私、体现人文关怀;查询药物的正确使用方法与注意事项;药物不良反应的收集、分析与处理能力等。

2. 用药教育要求

(1)用药教育模式:用药教育过程中两名学员为一组,分别担任 A 角(老师)和 B 角(学生),A 角依据用药教育前准备、病例用药教育材料汇报及用药教育执行完成情况指导和点评 B 角,然后由师资带教药师点评 A 角的教学内容、方法、环节及效果,次日调换 AB 角。

(2)用药教育纪律:学员应着装规范,举止得体,统一穿白大衣、佩戴胸牌、戴口罩,与患者或家属沟通时注重保护患者隐私,尊重患者,语言通俗易懂。

(3)用药教育时间:A 角病例用药教育提纲汇报 5 分钟,B 角用药教育临床实践 10 分钟,A 角教学实践总结 5 分钟,带教药师点评 5 分钟,共计时间 25 分钟。

(4)开始语和结束语:用药教育应有明确的开始语和结束语,用药教育前进行自我介绍,让患者知道此次用药教育目的以便沟通,结束时有合适的结束语,最后还应该向患者说明当有不适症状(包括生理和心理)时,可以找药师或医师咨询,药师需留下咨询联系方式。

3. 用药教育流程

(1)用药教育对象筛选:由 A 角按照临床药师师资培训教学内容的要求,选择临床代表性病例。建议选择前期进行过查房的病例,用药教育更有针对性,以达到更好的教学效果。如根据"儿童常见呼吸系统疾病临床实践技能"培训内容。以"一例 1 岁 2 个月患儿喘息急性发作病例"进行用药教育实践为例进行讲解。

(2)用药教育前准备:A 角指导 B 角查看患者病史及既往用药史、实验室辅助检查和在院药物治疗方案等,根据最新疾病药物治疗指南、药品说明书、药物不良反应信息、超药品说明书用药信息、药物操作材料(如雾化设备使用等)使用方法、专科疾病健康生活宣教材料等,A 角为 B 角列出用药教育提纲,B 角撰写用药教育材料。

1)根据所选喘息急性发作病例,A 角指导 B 角学习关于儿童支气管哮喘的国内外最新诊疗指南,由于所选病例为 6 岁以下儿童,故应重点学习并掌握该年龄段儿童喘息的特点、哮喘预测指数(asthma prediction index,API)的运用、改良的儿童呼吸和哮喘控制测试量表(TRACK)等评估工具的使用、喘息症状控制水平分级、哮喘(喘息)的长期治疗方案等。

2)A 角指导 B 角根据本次入院后体格检查、辅助检查检验、治疗方案、病程记录等内容,针对本次出院所带的药物,撰写包含给药剂量、用法、用药注意事项、不良反应监护与预防等内容在内的出院带药教育材料。

3)A 角指导 B 角根据前期床边问诊时已掌握的患儿信息,包括既往用药情况(剂量、疗程、患儿及家长的依从性)、喘息发作情况等,梳理患儿前期用药过程中出现的问题,撰写专科疾病教育材料,提高家长对疾病的认知水平,解决家长在用药过程中的困惑,提高用药依从性。

（3）用药教育前汇报：B 角汇报患者目前治疗情况，A 角阐述用药教育提纲，共计时间 5 分钟。

病例：患儿，男，1 岁 2 个月，15.5kg，因"咳嗽伴喘息 1 周"入院，入院后完善常规检查，予甲泼尼龙静脉滴注抗炎，硫酸镁静脉滴注及布地奈德、特布他林、异丙托溴铵三联雾化解痉平喘。经治疗患儿病情好转，无发热、偶有轻咳，无喘息、肺部体征消失，一般情况可予以出院。出院带药：布地奈德混悬液 1mg b.i.d. 雾化、特布他林雾化液 2.5mg prn 雾化、孟鲁司特钠颗粒 4mg q.n. 口服。

用药教育提纲：

1）出院带药：向家长交代本次出院带药每一种药物的用法用量；对雾化药物详述其使用操作方法及注意事项；针对每一种雾化液可能会出现的不良反应告知规避或监护方法。

2）健康宣教：家长对使用布地奈德混悬液存在顾虑，针对糖皮质激素在哮喘/喘息疾病中的治疗地位及重要性，哮喘治疗规律用药的重要性对家长进行用药宣教。

（4）用药教育执行：B 角根据 A 角的用药教育提纲，以及 B 角准备好的用药教育材料进行用药教育实践，共计时间 10 分钟。

1）本次患儿一共携带三种药物出院，两种雾化药物，一种口服药物。B 角向家长交代孟鲁司特钠颗粒应每晚一次于睡前用牛奶冲服。雾化药物布地奈德一次 1 支，一日 2 次雾化吸入，如患儿剧烈咳嗽或有喘息症状，特布他林可加用半支雾化，并向家长详述雾化相关注意事项。

2）患儿家长因担心使用糖皮质激素会影响生长发育，既往没有为孩子规律雾化。B 角向家长解答吸入激素并不会影响孩子的生长发育，同时告知家长治疗期间应定期随访，由医生评估后进行药物调整，不可自行停药减药。

（5）用药教育总结：A 角对 B 角用药教育实践情况进行分析和总结，包括用药教育提纲执行情况、B 角材料准备及用药教育实践中存在的问题，共计 5 分钟，带教老师对 AB 角教学实践进行点评，B 角根据反馈意见修订用药教育材料。流程图如图 4-18。

B 角与患儿家长沟通过程中，A 角及时对 B 角未关注到的问题进行补充：患儿年龄小，不会漱口，故教家长用棉签蘸取温水为患儿擦拭口腔，达到清洁口腔的目的。B 角在讲述糖皮质激素与生长发育影响时，可以先对家长具有关注药物不良反应的意识予以肯定，并告知家长与严重哮喘带来的风险相比，激素对身高影响的作用较小，且哮喘控制不良对儿童身高也有不良影响。因此在长期治疗时要定期评估，以尽可能使用低剂量布地奈德混悬液达到哮喘良好控制。A 角同时教授家长做好相关记录，如治疗期间使用特布他林雾化液的情况（频次，一周/1个月内使用过几次）、患儿喘息再发作情况、发作时间等，在随访时可主动告诉医生。

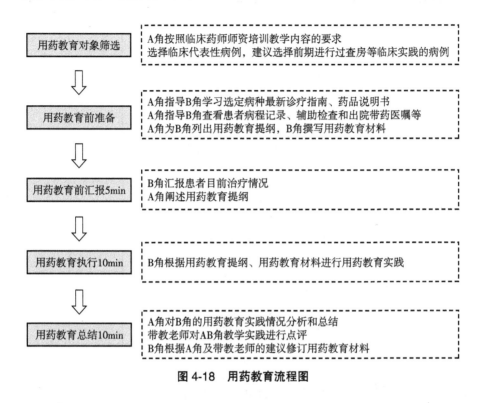

图 4-18　用药教育流程图

👉 **教学评估**

1. A 角（老师）对 B 角（学生）用药教育实践进行评估（表 4-16）

表 4-16　用药教育临床实践技能质量评估表（B 角）

授课内容：_____　A 角学员：_____　B 角学员：_____　授课时间：_____
授课地点：_____　　　　　　　　　　　　总分 1_____　总分 2_____

结构指标	单项指标	考核要点	分值	得分（1）	得分（2）
沟通技巧 （18分）	自我介绍	1. 主动、礼貌，介绍内容应当包括职业、姓名、用药教育目的等 2. 确认患者基本信息，包括姓名、年龄等	2		
	职业形象	1. 工作服着装，衣冠整洁 2. 举止大方、得体	2		

续表

结构指标	单项指标	考核要点	分值	得分（1）	得分（2）
沟通技巧（18分）	语言沟通	1. 语气和蔼，语调自然，语速适中 2. 语言通俗易懂，不用医学或难懂的术语提问 3. 体现对患者的尊重，关心患者心理，给予适宜的鼓励 4. 不使用暗示性诱导语言提问 5. 使患者感到轻松，交流顺畅 6. 未出现尴尬的停顿	6		
	肢体语言	1. 面部表情自然 2. 站姿、手势适当	2		
	聆听技巧	1. 耐心聆听患者的叙述，未轻易打断 2. 能够抓住、把握患者叙述重点 3. 善于把控交流的节奏，善于引导患者的交流方向和内容	3		
	结束语	1. 有明确的结束语 2. 结束语要有总结性话语 3. 结束语内容要体现对患者的关怀	3		
用药教育前准备（24分）	病例选择	1. 选择目标患者 2. 制定明确的用药教育目的	4		
	关注患者病史	1. 摘录患者基本信息 2. 患者既往疾病史和治疗史 3. 有无药物、食物过敏史 4. 住院期间用药方案以及出现的用药问题 5. 了解患者的异常检查结果	10		
	获取用药信息	1. 从病案上获取患者的用药信息，包括药品名称、用法用量和给药频次等 2. 评估用药方案合理性，必要时及时干预	4		

结构指标	单项指标	考核要点	分值	得分（1）	得分（2）
用药教育前准备（24分）	用药教育材料准备	1. 熟练掌握宣教药物的药品说明书 2. 熟悉患者所患疾病的最新治疗指南或专家共识等用药原则 3. 根据患者基本信息、用药信息及药品使用原则等信息，组织撰写用药交代提纲	6		
用药教育内容（45分）	获取患者用药信息	1. 询问患者是否存在其他用药信息 2. 必要时查看患者就诊卡记录，收集信息	4		
	药品名称	1. 介绍药品名称，使患者正确区分药品的通用名和商品名 2. 必要时指导患者正确认识复方制剂	2		
	适应证	1. 向患者介绍药品适应证 2. 告知患者服药目的，包括对因治疗或对症治疗目的	4		
	给药剂量	明确告知患者给药剂量，并指导患者识别药品规格	2		
	给药时间	告知患者用药频次和用药时间	4		
	给药途径	1. 明确告知患者药品给药途径 2. 对于不能掰开或碾碎的口服药物进行重点交代 3. 对非口服途径的药物，告知操作方法和注意事项，必要时指导特殊装置用法	3		
	用药疗程	告知患者用药疗程，避免疗程不足导致病情反复，或因疗程偏长导致不良反应发生	2		

结构指标	单项指标	考核要点	分值	得分（1）	得分（2）
用药教育内容（45分）	药物相互作用	1. 告知患者是否存在药物相互作用，必要时交代用药间隔和用药顺序 2. 对于存在较多药物相互作用的药物进行重点交代	4		
	药物不良反应	1. 介绍所用药物常见或严重的不良反应 2. 介绍避免或减少不良反应发生的方法 3. 介绍不良反应的自我监测或检验、检查监测项目及监测频率 4. 介绍不良反应的自我处置方法，对无法自我处置的不良反应，教育患者及时就医	4		
	用药监测	1. 必要时告知患者需定期接受用药监测的药品，以及监测项目和监测频率 2. 告知患者监测意义和正常的监测范围	4		
	个体化用药教育	能够根据患者的个体情况进行用药教育	2		
	用药依从性	1. 评估患者用药依从性 2. 向患者介绍用药治疗目的，告知规范用药的重要性，提高患者用药依从性和自我管理能力	4		
	生活方式干预	1. 必要时交代饮食、运动等是否影响药物疗效或疾病控制 2. 必要时交代药物使用是否对检验结果、生理状态产生影响	2		
	药品保存信息	告知患者识别效期的方法，正确的储存和保管方法	2		

续表

结构指标	单项指标	考核要点	分值	得分（1）	得分（2）
用药教育内容（45分）	沟通效果评估	引导患者复述用药教育重点，评估用药教育效果，必要时再次强调部分重点教育内容	2		
药学伦理（5分）	有利原则	以保护患者的利益、促进患者健康、增进其幸福为目的	2		
	自主原则	向患者说明药物信息，使之充分知晓，征得患者对药物使用的自主同意，在药物选择、变更、剂量调整、停止使用等相关事宜上认真听取患者及其家属的意见和建议，不能采纳的应该作出说明	2		
	公平原则	尊重患者的诉说，充分利用各种资源，为患者提供全面的服务与帮助	1		
职业道德（8分）	理想	关怀患者生理、心理上的担忧和诉求	1		
	态度	积极主动沟通，不能敷衍了事	1		
	责任	对患者进行相关用药教育	1		
	技能	为患者提供合理用药相关所有的服务	1		
	纪律	遵守职业纪律	1		
	仁心	主动关注患者用药安全性和合理性	1		
	信誉	与患者建立互相信任的关系	1		
	作风	不能接受任何礼品	1		
评价表质量评估	您对该评价表的意见和建议：				

2. 师资带教老师对 A 角（老师）带教能力进行评估（表 4-17）

表 4-17　用药教育临床实践技能授课质量评估表（A 角）

授课内容：_____　　A 角学员：_____　　B 角学员：_____　　授课时间：_____

授课地点：_____　　　　　　　　　　　　总分 1_____　　总分 2_____

结构指标	单项指标	考核要点	分值	得分（1）	得分（2）
为人师表（15 分）	着装规范、得体	白大衣干净整洁、工号或姓名标示清晰易辨识	2		
		查房需戴口罩，进 ICU 或接触危重患者穿鞋套	2		
	仪态端庄	言谈举止大方、得体	2		
	精神面貌	精力充沛、表情自然、自信	4		
	表达力	普通话标准、语言规范、专业术语规范、肢体语言恰当	4		
	授课现场掌控程度	授课时学员纪律干预情况	1		
教学内容（35 分）	教学目标明确（15 分）	在教学过程中能够掌握用药教育教学目标，即掌握常用药物的药品说明书、用药注意事项、用药原则、个体化用药指导、用药依从性和用药教育交流技能等	3		
		将个体化用药指导用于临床实践	3		
		将药物注意事项交代用于临床实践	3		
		将提升患者用药依从性用于临床实践	3		
		将药物不良反应用药知识用于临床实践	3		
	筛选病例（4 分）	筛选病例应具有典型的用药问题，满足用药教育要素	2		
		患者具有较好的交流能力	2		

结构指标	单项指标	考核要点	分值	得分(1)	得分(2)
教学内容 (35分)	教学指导(8分)	能够引导学员紧扣教学目标	2		
		用明确的基本概念、要素引导学员进行用药教育	3		
		重点难点突出,深入浅出,指导恰当	3		
	用药教育分析报告(8分)	能够指导学员按教学目标准确书写	2		
		充分体现用药教育的教学内容	3		
		语言表达科学准确、逻辑性强	3		
教学方法 (20分)	临床实践以学员为主体(6分)	提出问题,引导学员积极思考,查阅文献资料	2		
		引导学生做好用药教育提纲	2		
		采用教学互动方式平等地进行学习交流	1		
		提升学员学习兴趣	1		
	教学方法灵活、有启发性、积极拓展学生思维(9分)	采用(问题式、启发式、讨论式、案例式)两种以上教学方法	4		
		知识点实例讲解、穿插提问、生动形象	3		
		床旁教学主动引导学员发现问题	2		
	鼓励学员采用辅助教学手段(5分)	查阅教材、专业工具书	2		
		网络资源(专业网站、网络课程、数据库)	2		
		医学药学专业软件(用药助手、临床指南等)	1		

续表

结构指标	单项指标	考核要点	分值	得分(1)	得分(2)
教学环节 (15分)	课前准备(3分)	提前熟悉教学内容,明确教学目标并制定教学大纲	1		
		指导学员筛选合适病例并指出存在的药学问题	2		
	床旁教学(4分)	引导床旁问诊,若学员有遗漏时及时提醒补充	1		
		能引导学员和患者建立良好沟通	1		
		用药教育过程中,互动教学方法运用得当	1		
		能引导学员主动发现药学问题	1		
	报告书写(4分)	以问题为导向,引导学员积极完成分析报告	2		
		能够客观评价学员报告,修改补充	2		
	教学评价(3分)	归纳总结思路清晰、引导学员举一反三	2		
		沟通交流能力强,语言表达顺畅	1		
	教学时间(1分)	每一教学环节的时间分配合理	1		
教学效果 (15分)	教学内容完成度	与教学内容相符程度	3		
	互动效果	学生参与度、气氛活跃	3		
	学员满意度	学习内容、学习方法、作业适宜性、成绩	6		
	教学秩序	场面、学员状态、情绪	3		
评价表 质量评估	您对该评价表的意见和建议:				

思考题

1. 师资学员如何引导学员与患者建立信任的沟通关系?

2. 师资学员如何提升学员撰写用药教育材料的质量?

3. 师资学员如何提升学员处理在进行用药教育时发生突发事情的能力?

4. 师资学员引导学员学习和了解用药教育时对药物不良反应知识的宣教方法是什么?

5. 师资学员如何引导学员提升患者对用药教育的满意度?

第五章

考核评价体系

一、考核目标

以培养具有专业水平与教学能力的临床药师师资为目标,全面检验学员教学组织能力、实践带教能力,保证师资培训质量,促进临床药师师资培训工作健康发展,进一步提升临床药学师资队伍建设水平。

二、考核内容

整个培训期间考核内容分为两个部分:日常理论考试和结业考核。

(一)日常理论考试

1. 考试目的

(1)调研与初步评估师资学员入学时具备的专业知识和基本技能。

(2)经过一个月培训后,再次评估师资学员对专业知识和基本技能的掌握情况。

2. 考试内容　各单位参照第三章培训计划中课程体系自行设计。

(二)结业考核

通过理论考核、实践考核、作业审核三种途径对师资学员进行考核。每项成绩满分 100 分,≥60 分合格,任何一项未合格均不予通过。具体安排见表 5-1。培训单位根据培训情况填写学员考核成绩汇总表,见表 5-16。

三、结业考核流程

1. 理论考核及作业审核　考核组抽查学员理论考核成绩以及作业的完成情况,并随机抽取相应份数对作业质量进行评价。

2. 现场抽查　由考核组负责电子病历系统、不良反应上报系统等进行调阅与抽查,抽查内容包括药师的用药建议及采纳率、不良反应上报、是否对患者进行用药教育及相关专业知识现场考核等。

表 5-1　临床药师师资培训学员考核表

考核内容	考核方法	评分标准
理论考核 （100 分）	职业道德修养与药学伦理（5 分）	根据得分点酌情给分
	教学方法与技巧（10 分）	
	医学人文精神（5 分）	
	药物经济学教学要点（5 分）	
	抗感染治疗教学要点（15 分）	
	药源性疾病教学要点（15 分）	
	个体化用药教学要点（15 分）	
	药学信息服务教学要点（10 分）	
	药学带教实践教学要点（20 分）	
实践考核 （100 分）	培训小结 PPT 汇报（20 分）	结合实际教学案例，重点体现教学方法运用，展现教学成果。评分标准见表 5-2
	专家现场考核学员的药学查房带教能力（80 分）	评分标准见表 5-3
作业审核 （100 分）	抽查学员的作业完成情况及作业质量	1. 带教查房记录　每位学员必须完成≥8 次带教查房，每次查房均有完整 AB 角教学分析报告及查房报告，参见表 5-4。（10 分，提交相关记录，缺少 1 份不得分）。 2. 理论考核出题　每位学员必须完成 1 份理论考核出题，评分标准见表 5-5（10 分，由考核专家评分）。 3. 案例考核出题　每位学员需完成 1 份案例考核出题，评分标准见表 5-6（10 分，由考核专家评分）。 4. 组织文献阅读与点评　每位学员必须组织 1 次文献阅读报告（≥3 人参与），由学员确定选题，对文献阅读报告进行点评，并记录点评结果，文献阅读报告打分参考表 5-7（10 分，提交相关记录，缺少 1 份不得分）。

续表

考核内容	考核方法	评分标准
作业审核 （100分）		5. 开展并点评病例讨论　每位学员分别作为 AB 角完成 1 次病例讨论和 1 次病例讨论点评,并记录点评结果,见表 5-8（10 分,提交 PPT 和病例讨论评分表各 1 份,缺少 1 份不得分）。 6. 指导药历书写　每位学员完成 2 份教学药历批改并有完整总结,教学药历评分见表 5-9（10 分,提交相关记录,缺少 1 份不得分）。 7. 指导病例分析书写　每位学员完成 1 份病例分析批改并有完整总结,病例分析打分参考表 5-10（10 分,提交相关记录,缺少 1 份不得分）。 8. 患者用药教育卡　每位带教学员完成≥4 份患者用药教育卡（5 分,提交相关记录,缺少 1 份不得分）。 9. 医护患满意度评分表　每位学员需要完成医护患满意度评价表各 2 份,见表 5-11、表 5-12、表 5-13（5 分）;师资学员与培训单位各填写师德师风考核评价表 1 份,见表 5-14（5 分）;师资学员填写对培训项目的评估意见表,见表 5-15（5 分,提交相关记录,缺少 1 份不得分）。 10. 不良反应上报　每位学员完成≥3 份不良反应监测报告（5 分,提交相关记录,缺少 1 份不得分）。 11. 医嘱前置审核干预记录　每位学员完成≥3 份（5 分,提交相关记录,缺少 1 份不得分）

3. 实践考核　师资学员进行培训小结 PPT 汇报,考核组根据师资学员汇报情况进行打分。专家现场考核师资学员的药学查房带教能力。

4. 问卷调查　通过问卷调查对学员所在病区的医 / 护 / 患知晓率及满意度进行的检查,考核组进行抽查。

5. 电话随访 由考核组对出院患者或监护人进行电话随访,调查临床药师是否对患者进行了正确的用药教育。

四、评分标准

理论考核、实践考核、作业审核评分标准详见表 5-2~表 5-16。

表 5-2 培训小结 PPT 汇报评分表

师资学员: 考核时间: 考核专家: 得分:

考核要点	分值	得分
1. 内容完整清晰,真实具有说服力	10	
2. 结构合理,逻辑清晰,有连贯性和层次性	20	
3. 汇报内容涵盖教学实践案例和多种教学技能运用	60	
4. 汇报时间在 5 分钟以内	10	

表 5-3 临床药师师资培训学员实践技能考核表(药学查房带教)

师资学员: 考核时间: 考核专家: 得分:

结构指标	单项指标	考核要点	分值	扣分
基本素质 (15 分)	着装规范	白大衣干净整洁、不穿拖鞋	4	
	仪态举止端庄	言谈举止得体大方,精力充沛、表情自然、自信	6	
	表达力	普通话标准、语言及专业术语规范、肢体语言恰当	5	
教学内容 (30 分)	指导学员与患者、家属沟通(20 分)	知情同意权:包括药物治疗方案、药物不良反应	5	
		指导学员对患者或其家属交代用药方法、注意事项、不良反应、食物、生活习惯等对药物治疗过程的影响	15	

续表

结构指标	单项指标	考核要点	分值	扣分
教学内容（30分）	指导学员与医生、护士沟通（10分）	指导学员对患者的用药方案、不良反应、药物相互作用等问题与医生沟通，必要时可做调整	5	
		指导学员对特殊药品的保管、特殊剂型的使用方法、储藏、皮试、配置、用药间隔、溶媒、滴速、是否需要避光等问题与护士沟通	5	
教学方法（25分）	临床实践以学员为主体（15分）	提出问题，引导学员做好查房提纲，交流氛围平等	15	
	教学方法灵活、有启发性、积极拓展学员思维（10分）	采用灵活的教学方法（如问题式、启发式），引导学员发现问题	5	
		鼓励学员查房结束后针对某些临床问题通过教材、专业工具书、网络资源等作深入学习	5	
教学环节总体评价（30分）	课前准备（10分）	熟悉教学内容及教学目标，明确教学大纲	10	
	床旁教学（10分）	引导床旁问诊，学员有遗漏时及时提醒补充，教学方法运用得当，能引导学员主动发现药学问题	10	
	教学效果（10分）	总结思路清晰，可引导学员解决用药临床问题，与医护患建立良好沟通	10	

总得分（100- 扣分）=

备注:得分 <60 分不合格

表 5-4　教学分析报告

第一周查房分析报告（A 角）

（沟通技巧、药学伦理、职业道德、药物经济学专题）

姓名		培训单位		日期	
病历号			病床号		

<table>
<tr><td rowspan="2">第一部分</td><td>查房问题提纲：</td></tr>
<tr><td></td></tr>
<tr><td rowspan="7">第二部分</td><td style="text-align:center">分析报告正文</td></tr>
<tr><td>1. 查房问题及提纲是否符合本周教学目的，是否达到预期的教学效果</td></tr>
<tr><td>2. 是否恰当采用启发式、讨论式等教学方法</td></tr>
<tr><td>3. 重点或难点是否适当讲解</td></tr>
<tr><td>4. 评价 B 角与医护患互动效果</td></tr>
<tr><td>5. 是否鼓励学员进行文献资料检索和查阅</td></tr>
<tr><td>6. 其他体会</td></tr>
</table>

续表

第一周查房分析报告（B角）

（沟通技巧、药学伦理、职业道德、药物经济学专题）

姓名		培训单位		日期	
病历号			病床号		

第一部分	查房问题提纲：
第二部分	分析报告正文
	1. 对于 A 角提出的查房问题执行情况
	2. 其他体会（如查房提纲评价及建议、查房体会等）

续表

第二周查房分析报告（A角）
（抗感染专题）

姓名		培训单位		日期	
病历号			病床号		

第一部分	查房问题提纲：
第二部分	分析报告正文 1. 查房问题及提纲是否符合本周教学目的，是否达到预期的教学效果 2. 是否恰当采用启发式、讨论式等教学方法 3. 重点或难点是否适当讲解 4. 评价 B 角与医护患互动效果 5. 是否鼓励学员进行文献资料检索和查阅 6. 其他体会

续表

第二周查房分析报告(B角)
(抗感染专题)

姓名		培训单位			日期	
病历号			病床号			

第一部分	查房问题提纲:
	<div align="center">分析报告正文</div>
第二部分	1. 对于 A 角提出的查房问题执行情况
	2. 其他体会(如查房提纲评价及建议、查房体会等)

续表

第三周查房分析报告（A 角）

【药源性疾病（配伍禁忌、超药品说明书、高风险药物、不良反应）专题】

姓名		培训单位		日期	
病历号			病床号		

第一部分	查房问题提纲：
第二部分	分析报告正文
	1. 查房问题及提纲是否符合本周教学目的,是否达到预期的教学效果
	2. 是否恰当采用启发式、讨论式等教学方法
	3. 重点或难点是否适当讲解
	4. 评价 B 角与医护患互动效果
	5. 是否鼓励学员进行文献资料检索和查阅
	6. 其他体会

续表

第三周查房分析报告（B 角）

【药源性疾病（配伍禁忌、超药品说明书、高风险药物、不良反应）专题】

姓名		培训单位			日期	
病历号			病床号			

第一部分	查房问题提纲：
第二部分	分析报告正文
	1. 对于 A 角提出的查房问题执行情况
	2. 其他体会（如查房提纲评价及建议、查房体会等）

续表

第四周查房分析报告（A 角）
（个体化用药专题）

姓名		培训单位		日期	
病历号			病床号		

第一部分	查房问题提纲：

	分析报告正文
第二部分	1. 查房问题及提纲是否符合本周教学目的，是否达到预期的教学效果
	2. 是否恰当采用启发式、讨论式等教学方法
	3. 重点或难点是否适当讲解
	4. 评价 B 角与医护患互动效果
	5. 是否鼓励学员进行文献资料检索和查阅
	6. 其他体会

续表

第四周查房分析报告（B 角）
（个体化用药专题）

姓名		培训单位		日期	
病历号			病床号		

第一部分	查房问题提纲：
	分析报告正文
第二部分	1. 对于 A 角提出的查房问题执行情况
	2. 其他体会（如查房提纲评价及建议、查房体会等）

续表

八次 AB 角药学查房患者信息收集

科室：

临床药师姓名	病例号	病区	床号	患者姓名	性别	年龄	主要诊断	联系方式及关系
（药师 B 角）								
（药师 B 角）								
（药师 B 角）								
（药师 B 角）								
（药师 B 角）								
（药师 B 角）								
（药师 B 角）								
（药师 B 角）								

注：B 角药师对患者进行宣教（A 角药师可适时根据实际情况对患者补充宣教）。

表 5-5 理论考核试题设计质量缺陷评价表

师资学员姓名：　　　　考核时间：　　　　考核专家姓名：　　　　得分：

项目	缺陷内容	分值	扣分
题目类型与分布	（1）缺少或超过规定题型	20	
	（2）单选题未按要求设置（30 题，每题 1 分）	5	
	（3）多选题未按要求设置（15 题，每题 5 个答案选项，每题 1 分）	5	
	（4）配伍选择题未按要求设置（30 题，每题 0.5 分，其中题干不少于 6 个）	5	
	（5）案例分析选择题未按要求设置（40 题，每题 1 分，其中题干不少于 8 个）	5	
题目覆盖内容	（6）职业道德、医学人文精神、沟通技巧等不低于 10 题	5	
	（7）药学理论知识要点不低于 30 题	5	
	（8）药学实践要点不低于 30 题	5	
难度要求	（9）个体化用药方案的制订题目少于 5 题	25	
	（10）体现复杂病例或复杂药物治疗的题目少于 19 题	20	

总得分（100– 扣分）=

备注：得分 <60 分不合格

表 5-6　案例考核试题设计质量缺陷评价表

师资学员姓名：　　　　　　得分：　　　　　　评阅人：

项目	缺陷内容	分值	扣分
病种选择	（1）病种不符合培训专业要求	10	
	（2）病例不能达到考核目标	10	
	（3）无明确的药物治疗事件展开讨论	10	
	（4）专业用语不规范	5	
	（5）病例过于简单	5	
基本信息	（6）遗漏年龄、性别等重要的基本信息	5	
	（7）病史介绍内容与讨论问题要点不能紧密结合	5	
	（8）相关药物治疗情况描述不清	5	
	（9）遗漏主要阳性体征	5	
	（10）遗漏主要检查结果	5	
	（11）内容过于冗长，不够简明扼要	5	
治疗方案	（12）药品未使用通用名称	5	
	（13）用药品种单一	5	
	（14）通用名与商品名混用	5	
	（15）治疗方案不利于药学监护点的提出	5	
	（16）缺病情变化时治疗方案变化情况	5	
	（17）治疗方案与药学教育的相符性存在缺陷	5	

总得分（100- 扣分）=
备注：得分 <60 分不合格

表 5-7 文献阅读报告考核评价表

学员姓名		编号		评阅人	
项目	考核内容			分值	扣分
问题提出	是否紧扣临床需求(5分) 问题凝练是否准确(5分)			10	
文献查阅	所选文献是否贴题(5分) 是否为本专业的重要文献(5分) 信息量是否丰富(5分) 是否包含了最新信息(5分) 文献选择是否全面(5分)			25	
分析论证	思路是否清晰(5分) 逻辑是否严密(5分) 分析是否准确(10分) 论证是否充分(5分)			25	
提出观点	是否正确理解和评论文献(10分) 是否提出自己的观点以及观点的正确性(10分)			20	
表达能力	文字(幻灯片)是否准确、流畅(10分) 内容是否符合规范(10分)			20	

总得分(100- 扣分):
备注:得分 <60 分不合格

表 5-8 病例讨论教学质量评价参考标准

学员姓名		编号		评阅人	
项目	考核内容			分值	扣分
病例选择	所选病例是否符合特定教学目标(10分) 是否为培训指南指定病种(5分) 是否病情复杂程度适当(5分)			20	
资料书写	资料是否足够相应讨论问题所利用(15分) 书写是否规范、确切(10分) 详略是否得当(5分)			30	

续表

学员姓名		编号		评阅人	
项目	考核内容			分值	扣分
问题设计	问题是否与教学目标相适应（10分） 问题是否能兼顾一般（10分） 题量是否合适（10分）			30	
现场组织	讨论过程是否规范、流畅（5分） 病例汇报是否完整清晰（5分） 讨论是否充分（5分） 结论是否一致（5分）			20	

总得分（100－扣分）：

备注：得分<60分不合格

表5-9 教学药历评分表

学员姓名			编号		评阅人	
项目		缺陷内容			分值	扣分
基本要求 （22分）	A专业 审查 （12分）	（1）侵犯患者隐私权			3	
		（2）药物治疗方案的风险和获益未充分告知			3	
		（3）高风险药物使用知情权未告知			3	
		（4）未考虑药物经济学因素			3	
	B形式 审查 （10分）	（5）语句不通，逻辑混乱			2	
		（6）有证据证明系拷贝行为导致的原则性错误			2	
		（7）专业用语不规范			1	
		（8）药物名称未使用通用名			1	
		（9）未针对明确的药物治疗事件展开讨论			1	
		（10）主要参考文献未注明			3	

学员姓名		编号		评阅人		
项目		缺陷内容			分值	扣分
病史摘要 （32分）	A专业 审查 （14分）	（11）未体现药物既往史或过敏史；药物治疗主题不突出；药源性疾病描述与分析有误；无适应证用药；违反禁忌证用药；配伍禁忌；对病情产生不良影响的药物相互作用 特殊人群药物治疗未突出个体化；联合用药不符合用药原则；药物经济伦理问题			4	
		（12）药源性疾病判断不准或描述不清			5	
		（13）未关注肝肾功能不全者、孕妇、婴幼儿、老年人等特殊人群生理病理特点			5	
	B形式 审查 （18分）	（14）病史介绍内容与讨论问题要点不能紧密结合			4	
		（15）疾病发展变化过程描述不清			4	
		（16）相关药物治疗情况描述不清			4	
		（17）遗漏主要阳性体征			2	
		（18）遗漏主要检查结果			2	
		（19）无关信息未加处理、内容过于冗长，不够简明扼要			2	
分析 （34分）	A专业 审查 （25分）	（20）病例中用药的适应证、给药方案（途径、剂量、间隔）未体现			5	
		（21）病例中存在的药物相互作用未体现			5	
		（22）肝肾功能不全者、孕妇、婴幼儿、老年人等特殊人群个体化用药缺乏分析讨论			5	
		（23）病例存在严重不良反应或药源性疾病未体现			5	
		（24）病例中的药物伦理与经济学未体现			5	
	B形式 审查 （9分）	（25）选择的讨论问题过多或偏于宏观，不利于展开深入分析讨论			3	
		（26）讨论论据不充分			3	
		（27）讨论内容逻辑关系混乱			3	

续表

学员姓名		编号		评阅人		
项目		缺陷内容			分值	扣分
总结(12分)		(28) 总结内容与分析讨论内容不能紧密结合			4	
		(29) 对临床药师在所讨论的治疗事件中的作用缺乏总结			4	
		(30) 缺体会内容			4	

总得分(100– 扣分)=
备注:得分 <60 分不合格

表 5-10　病例分析报告考核评价表

学员姓名			报告编号	评阅人		
患者姓名			住院号	住院科室		
项目		缺陷内容			分值	扣分
基本要求(20分)	形式审查(10分)	(1) 字体格式大小混乱,影响通读			2	
		(2) 有证据证明系拷贝行为导致的原则性错误			3	
		(3) 表格填写内容不完整,有漏项			3	
		(4) 师资学员无评语			2	
	专业审查(10分)	(5) 药物名称未使用通用名(每处错误扣 1 分,最多扣 5 分)			5	
		(6) 报告撰写未使用规范的专业术语			2	
		(7) 师资学员未按时修改或评语缺乏针对性			3	
首页(25分)	形式审查(10分)	(8) 入院诊断与出院诊断填写有缺陷			2	
		(9) 家族史、过敏史、药物不良反应史记述有缺陷			3	
		(10) 初始治疗方案记录有漏项			3	
		(11) 有既往病史、既往用药史但记录有漏项			2	

续表

学员姓名		报告编号		评阅人	
患者姓名		住院号		住院科室	
项目		缺陷内容		分值	扣分
首页 （25分）	专业审查 （15分）	（12）诊断要点分析有缺陷		3	
		（13）初始治疗方案监护计划缺监测指标和监测周期		4	
		（14）治疗原则分析有缺陷		4	
		（15）初始治疗方案监护计划缺对患者用药依从性的评估与建议		4	
药物 治疗 日志 （35分）	形式审查 （10分）	（16）每次记录缺学员签名		3	
		（17）缺出院带药情况记录		4	
		（18）未按规定日期书写治疗日志记录		3	
	专业审查 （25分）	（19）主诉与现病史不能紧密结合		2	
		（20）与用药相关的疾病发展变化过程描述不清（含治疗过程中出现的新的疾病诊断、症状体征、实验室检查、治疗方案）		5	
		（21）病情变化时无分析、判断、处理及结果的记录		5	
		（22）缺药师介入情况与效果分析，对药物分析按七要素进行［适应证、给药方案（途径、剂量、间隔）、不良反应、相互作用、个体化用药、药学伦理、药物经济学］		5	
		（23）缺药学监护计划执行情况与结果		5	
		（24）缺出院药物治疗方案		3	
总结（20分）		（25）缺对本次入院药物治疗过程总结		5	
		（26）对药物治疗中主要问题缺乏评价		5	
		（27）需随访药物治疗但未制订随访计划		5	
		（28）缺与患者沟通、特殊用药知情同意的总结以及对患者继续治疗中自行监测指标的指导意见		5	

总得分（100- 扣分）：

备注：得分 <60 分不合格

表 5-11 医生满意度调查问卷

您好！我们想了解您对于临床药师在药学查房中临床药学服务的看法以及需求。您的这次问卷调查反馈是匿名的并且我们会替您保密,进行这次问卷调查旨在提高我们的临床药学服务水平,也使医院药剂科的工作不断改进,更贴近患者的需求。感谢您的参与!

您的基本情况:(请在相应选项后的方框打"√")

1. 性别:男□ 女□

2. 年龄:30 岁以下□ 31~40 岁□ 41~50 岁□ 51 岁及以上□

3. 文化程度:初中及以下□ 高中□ 本科□ 硕士□ 博士□

4. 职称:初级□ 中级□ 高级□ 其他□

请在以下您认为合适的评价数字处画圈	非常好	好	一般	不好	非常不好	不知道
	5	4	3	2	1	0
学科形象						
临床药师是否值得信任	5	4	3	2	1	0
临床药师是否有经验	5	4	3	2	1	0
临床药师是否关心患者	5	4	3	2	1	0
临床药师服务						
聆听您的倾诉	5	4	3	2	1	0
有足够的时间处理您的问题	5	4	3	2	1	0
向您解释用药问题	5	4	3	2	1	0
对于您提出用药方面的建议	5	4	3	2	1	0
如有需要是否及时得到反馈	5	4	3	2	1	0
态度友好、提供的信息实用	5	4	3	2	1	0

其他建议:

日期: 年 月 日

表 5-12　护士满意度调查问卷

您好！我们想了解您对于临床药师在药学查房中临床药学服务的看法以及需求。您的这次问卷调查反馈是匿名的并且我们会替您保密，进行这次问卷调查旨在提高我们的临床药学服务水平，也使医院药剂科的工作不断改进，更贴近患者的需求。感谢您的参与！

您的基本情况:(请在相应选项后的方框打"√")

1. 性别:男□　女□

2. 年龄:30 岁以下□　31~40□　41~45 岁□　55 岁以上□

3. 文化程度:初中及以下□　高中□　本科□　硕士□　博士□

4. 职称:初级□　中级□　高级□　其他□

请在以下您认为合适的评价数字处画圈	非常好	好	一般	不好	非常不好	不知道
	5	4	3	2	1	0
学科形象						
临床药师是否值得信任	5	4	3	2	1	0
临床药师是否有经验	5	4	3	2	1	0
临床药师是否关心患者	5	4	3	2	1	0
临床药师服务						
聆听您的倾诉	5	4	3	2	1	0
有足够的时间处理您的问题	5	4	3	2	1	0
向您解释用药问题	5	4	3	2	1	0
对于您提出用药方面的建议	5	4	3	2	1	0
如有需要是否及时得到反馈	5	4	3	2	1	0
态度友好、提供的信息实用	5	4	3	2	1	0

其他建议:

日期:　年　月　日

表 5-13 患者 / 家属 / 监护人满意度调查问卷

您好！我们想了解您对于临床药师在药学查房中临床药学服务的看法以及需求。您的这次问卷调查反馈是匿名的并且我们会替您保密,这次问卷调查旨在提高我们的临床药学服务水平,也使医院药剂科的工作不断改进,更贴近患者的需求。感谢您的参与!

您的基本情况:(请在相应选项后的方框打"√")

1. 性别:男□ 女□

2. 年龄:18 岁以下□ 19~34 岁□ 35~54 岁□ 55~74 岁□ 75 岁以上□

3. 婚姻情况:已婚□ 未婚□ 丧偶□ 离异□

4. 文化程度:初中及以下□ 高中□ 本科□ 硕士□ 博士□

5. 职业情况:在职□ 失业□ 学员□ 退休□ 其他□

6. 受访者:患者□ 家属□ 监护人□ 其他□

请在以下您认为合适的评价数字处画圈	非常好	好	一般	不好	非常不好	不知道
	5	4	3	2	1	0
学科形象						
临床药师是否值得信任	5	4	3	2	1	0
临床药师是否有经验	5	4	3	2	1	0
临床药师是否关心患者	5	4	3	2	1	0
临床药师服务						
聆听您的倾诉	5	4	3	2	1	0
有足够的时间处理您的问题	5	4	3	2	1	0
向您解释用药问题	5	4	3	2	1	0
对于您提出用药方面的建议	5	4	3	2	1	0
如有需要是否及时得到反馈	5	4	3	2	1	0
态度友好、提供的信息实用	5	4	3	2	1	0
其他情况						

日期: 年 月 日

表 5-14　师德师风考核评价表

师资学员姓名		考核时间		得分		
项目	内容			分值	师资学员自评	师资中心专家评分
遵纪守法 (20分)	1. 热爱祖国,热爱人民,拥护中国共产党,拥护社会主义			5		
	2. 全面贯彻国家教育方针,在思想上、言行上同党和国家方针政策保持一致			5		
	3. 自觉遵守法律法规和医院规章制度,尊重患者,保护患者隐私,争做知法守法楷模			5		
	4. 依法履行师资职责,不得以任何理由、任何方式有碍完成教学任务			5		
爱岗敬业 (15分)	1. 认真履行岗位职责,自觉遵守教学规范,认真指导学员完成学习任务			10		
	2. 服从培训中心安排,积极承担带教任务安排			5		
关爱学员 (10分)	1. 关心爱护学员,尊重学员人格,平等、公正对待学员			5		
	2. 关心学员安全和身心健康,维护学员正当权益,危急时刻挺身而出保护学员安全			5		
专业指导 (30分)	1. 培养学员的临床思维能力,以及主动思考、解决问题的能力			10		
	2. 指导学员进行文献阅读报告、病例讨论、病例分析书写、药历书写等			10		
	3. 指导学员开展药学查房、药学监护等临床实践,为患者制订合理、个体化用药方案			10		
教学实践 (25分)	1. 崇尚科学,树立终身学习理念,坚持求真务实和严谨自律的治学态度和学术精神,恪守学术道德,发扬优良学风			5		
	2. 文明执教,举止端庄,衣着得体,语言规范			5		
	3. 关心集体,顾全大局,团结协作,形成良好的学习氛围			5		
	4. 热爱学习,善于学习,全面掌握专业知识,不断提高专业素养和教育教学能力			5		
	5. 勇于探索创新,积极开展教学改革			5		

表 5-15　师资学员对培训项目的评估意见

评估内容	评估意见		
对本培训基本内容以前了解情况	全知道□	部分知道□	不知道□
通过本培训学习,认为收获	很大□	较大□	一般□
对授课教师讲授内容满意度	很满意□	满意□	一般□
对本培训的教学计划安排满意度	很满意□	满意□	一般□
对本培训编写的培训资料满意度	很满意□	满意□	一般□
通过本项目的学习,感到收获最大的是	开拓思路□	提高理论水平□	提高临床实践能力□

表 5-16　学员考核成绩汇总表

考核内容		学员评分
理论考核（100 分）	职业道德修养与药学伦理（5 分）	
	教学方法与技巧（10 分）	
	医学人文精神（5 分）	
	药物经济学教学要点（5 分）	
	抗感染治疗教学要点（15 分）	
	药源性疾病教学要点（15 分）	
	个体化用药教学要点（15 分）	
	药学信息服务教学要点（10 分）	
	药学带教实践教学要点（20 分）	
实践考核（100 分）	培训小结 PPT 汇报（20 分）	
	专家现场考核学员的药学查房带教能力（80 分）	
作业审核（100 分）	1. 带教查房记录（10 分） 2. 理论考核出题（10 分） 3. 案例考核出题（10 分） 4. 组织文献阅读与点评（10 分） 5. 开展并点评病例讨论（10 分）	

续表

考核内容		学员评分
作业审核 （100分）	6. 指导药历书写（10分） 7. 指导病例分析书写（10分） 8. 患者用药教育卡（5分） 9. 医护患满意度评分表（5分） 10. 不良反应上报（5分） 11. 医嘱前置审核干预记录（5分） 12. 师德师风考核评价表（5分） 13. 师资学员对培训项目的评估意见（5分）	

考核专家：＿＿＿＿＿＿＿＿　　　　　　　　日期：＿＿＿＿＿＿＿＿

参考文献

［1］吴久鸿.药物经济学［M］.北京:高等教育出版社,2017.

［2］刘国恩.中国药物经济学评价指南(2020中英双语版)［M］.北京:中国市场出版社,
2020.

［3］胡善联.药物经济学［M］.北京:高等教育出版社,2009.

［4］刘国恩,董朝辉,吴久鸿,等.中国药物经济学评价指南及导读(2015版)［M］.北京:
科学出版社,2015.

［5］李焕德.临床药学［M］.2版.北京:中国医药科技出版社,2020.

［6］岳晓萌,丛博,吴久鸿.药物经济学评价的应用与重要性［J］.首都医药,2014(4):16-
17.

［7］吴久鸿,刘国恩.药物经济学在我国的发展现状及应用前景［J］.中国药物应用与监
测,2005,2(1):1-4.

［8］宗欣,孙利华.德国药物经济学评价方法对我国的启示［J］.中国新药杂志,2013,22
(4):387-389.

［9］颜青.夏培元.临床药物治疗学:感染性疾病［M］.北京:人民卫生出版社,2017.

［10］《抗菌药物临床应用指导原则》修订工作组.抗菌药物临床应用指导原则:2015年版
［M］.北京:人民卫生出版社,2015.

［11］刘皋林,金进.新编治疗药物学［M］.北京:人民卫生出版社,2007.

［12］朱依谆,殷明.药理学［M］.8版.北京:人民卫生出版社,2016.

［13］中华医学会呼吸病学分会感染学组.中国成人医院获得性肺炎与呼吸机相关性肺炎
诊断和治疗指南(2018年版)［J］.中华结核和呼吸杂志,2018,41(4):255-280.

［14］中华医学会外科学分会外科感染与重症医学学组,中国医师协会外科医师分会肠瘘
外科医师专业委员会.中国腹腔感染诊治指南(2019版)［J］.中国实用外科杂志,
2020,40(1):1-16.

［15］中国医师协会急诊医师分会,中国研究型医院学会休克与脓毒症专业委员会.中国
脓毒症/脓毒性休克急诊治疗指南(2018)［J］.临床急诊杂志,2018,19(9):567-588.

［16］李琴,刘皋林.药源性疾病不容忽视［J］.老年医学与保健,2019,25(4):427-430.

［17］孙莹,孙增先.1例长期服用瑞舒伐他汀致肝损伤的病例分析［J］.中华灾害救援医
学,2020,8(5):272-273.

［18］邓晓莉.阿奇霉素致肝损害 1 例［J］.临床合理用药,2013,6(9):97.

［19］刘静,辛华雯,余爱荣.临床药师对 1 例药源性肾损伤不良反应监护的思维和实践
　　　　［J］.中国药师,2015,18(11):1920-1921.

［20］马海明,刘洋,王华,等.紫杉醇注射液致患者呼吸困难严重不良反应 1 例［J］.中国
　　　　实验诊断学,2019,23(11):1999-2000.

［21］唐水英.临床药师参与治疗伏立康唑致精神症状 1 例中的作用分析［J］.临床合理用
　　　　药,2015,8(12):90-91.

［22］徐燕,傅胜,李琴,等.药源性血小板减少症导致 1 例死亡病例分析［J］.世界最新医
　　　　学信息文摘,2019,19(42):239.

［23］陈刚,闫丽荣,王哲,等.1 例卡瑞利珠单抗致甲状腺功能减退不良反应分析［J］.肿瘤
　　　　药学,2020,10(1):125-128.

［24］王拥军,赵志刚.精准医疗与药物治疗个体化实操手册［M］.北京:北京科学技术出
　　　　版社,2017.

［25］吴永佩,蒋学华,蔡卫民,等.临床药物治疗学总论［M］.北京:人民卫生出版社,
　　　　2017.

［26］阚全程.医院药学高级教程［M］.北京:人民军医出版社,2014.

［27］SHADI G,HEATHER I,MICHAEL G.ASHP Guidelines on the Pharmacist's Role in
　　　　Providing Drug Information［J］.Am J Health Syst Pharm,2015,72(7):573-577.

［28］BINGHAM J M,MATTHEWS H,SAUNDERS A,et al.SHPA Standards of Practice for Drug
　　　　Information Services［J］.The Australian Journal of Hospital Pharmacy,1999,29(3):171-
　　　　176.

［29］都丽萍,梅丹,李大魁.医院药学信息服务及其在药学实践中的应用［J］.中国医院
　　　　药学杂志,2013,33(20):1711-1714.

［30］MALONE M P,MALONE J M,PARK S K.Drug information:a guide for pharmacists
　　　　［M］.6th ed.New York:McGraw-Hill Medical,2018.

［31］张恩景,孟军华.哺乳期用药咨询及安全用药预判思维模式［J］.医药导报,2019,38
　　　　(10):1354-1359.

［32］希恩·C·斯威曼.马丁代尔药物大典.李大魁,金有豫,汤光,等译.北京:化学工业
　　　　出版社.2009.

［33］黄亮,张伶俐,曾力楠,等.我院超说明书用药管理体系构建的实践与探索［J］.中国
　　　　药房,2019,30(1):1-5.

［34］耿向楠,韩晟,胡豪,等.药物经济学循证方法浅析［J］.中国药物经济学,2010(4):
　　　　40-45.

［35］王慧敏,何洪静,徐贵丽.循证医学在合理用药中的应用［J］.医学综述,2008,14(5):
　　　　783-786.

[36] 郑丹丹,赵荣生.远程药学服务模式及其应用[J].中国药学杂志,2016,51(6):513-518.

[37] 郭晓昕.循证医学与药品上市后的再评价[J].中国新药杂志,2001,10(9):643-645.

[38] VLEUTEN C P M V D,SCHUWIRTH L W T.Assessment in the context of problem-based learning[J].Adv Health Sci Educ Theory Pract,2019,24(5):903-914.

[39] 张伟,王靖雯,乔逸,等.PBL教学法在临床药师带教师资培训中的应用[J].中国药师,2015,18(3):458-460.

[40] 王磊,王婧雯,张维,等."以问题为中心"教学法在临床药师师资培训中的应用[J].中国药师,2016,19(5):1003-1005.

[41] HSU J L.Building an Antibiotic Stewardship Program:An Interactive Teaching Module for Medical Students[J].MedEdPORTAL,2018,14:10726.

[42] 杨佳丹,龙锐,周欣,等.临床药学带教中实施PBL教学模式的探索与实践[J].中国药房,2016,27(9):1291-1293.

[43] 甄健存,吴永佩,颜青,等.加强医院药学人才建设建设适应医改需求的临床药师培训体系[J].中国医院,2020,24(5):65-67.

[44] 石佳娜,胡云珍,祁金文,等.浙江省临床药师师资培训实践与体会[J].中国现代应用药学,2019,36(10):1282-1285.

[45] 范冠华,杨棉华,林常敏,等.基于医学生认知的分散实习模式教学质量同质化实证研究[J].中华医学教育杂志,2020,40(4):288-292.

[46] 张志刚.加强药师临床药学干预的效果分析[J].中华医院管理杂志,2019,35(s1):2.

[47] 晏建军,徐丽丽.临床医师参与临床药师带教工作的体会与探讨[J].药学实践杂志,2010,28(1):67-69.

[48] 阚全程,马金昌.全国临床药师规范化培训系列教材:综合技能.北京:人民卫生出版社,2017.

[49] 田涛,武惠丽,阮之平,等.翻转课堂联合以病例为导向的教学模式在临床肿瘤学研究生教学中的应用[J].中国医学教育技术,2018,32(2):195-198.

[50] 邓昂,唐崑,孔旭东,等.PBL和CBL教学法在糖尿病专科药师培养模式中的应用[J].临床药物治疗杂志,2016,14(1):59-64.

[51] KELLEY M S,GEORGETTE A S.临床教学方法[M].曾学军,黄晓明,译.北京:中国协和医科大学出版社,2013.

[52] 张崇,张慧,牛秉轩,等.以病例讨论为中心的PBL教学法在药理学教学中的应用[J].中国高等医学教育,2015(6):104-105.

[53] 王帅.布卢姆的掌握学习理论及其教育应用[J].高等函授学报(哲学社会科学版),2007,20(2):42-45.

［54］王媛媛,蔡映云,鲁超,等.基于角色互换法的临床药师师资学员组织病例讨论能力考核探讨［J］.中国临床药学杂志,2018,27(6):410-412.

［55］曹薇,卜书红,夏晶,等.临床药师病例分析作业的质量现状评价及改进建议［J］.中国药师,2016,19(6):1129-1131.

［56］吴海燕,高翔,韦炳华,等.临床药师规范化培训中药学病例分析书写的教学实践与探索［J］.中国药房,2016,27(24):3452-3454.

［57］韩芙蓉,张弨,宋智慧,等.临床药师培训教学中病例分析书写模式探讨［J］.实用药物与临床,2020,23(1):85-88.

［58］孙昀,曹利军,熊玮,等.病例分析与传统教学相结合在重症医学教学中的应用［J］.继续医学教育,2020,34(11):12-14.

［59］董丽梅,罗宏丽,陈竹,等.PCI术后亚急性支架内血栓形成患者的个体化抗血小板治疗分析及药学监护［J］.中国药房,2017,28(32):4576-4580.

［60］弓小雪,祁聪聪,苏昕,等.临床药师在支架内血栓患者抗血小板药物治疗中的作用［J］.中南药学,2018,16(8):1082-1084.

［61］梅丹,赵志刚.药历书写与药学信息［M］.北京:高等教育出版社,2016.

［62］钟运香,何碧娟,赖佩莹,等.SOAP门诊药历提高患者用药依从性探索［J］.广东药科大学学报,2019,35(4):565-568.

［63］俞鹏天,李菡,姜赛平,等.基于临床药师工作实践构建电子药历管理平台［J］.中国医院药学杂志,2019,39(4):390-393.

［64］丁全,成华,孙文芳.患者用药教育在安全用药中的指导作用［J］.中国临床药理学杂志,2020,36(11):1595-1597.

［65］周洋,彭文星,林阳,等.出院患者床旁用药教育模式的研究与实践［J］.临床药物治疗杂志,2017,15(10):24-26.

［66］耿燕娜,娄婷婷,武毅君,等.CBL教学法用于内分泌科临床药师教学实践效果评价［J］.中国药业,2019,28(20):91-93.

［67］王胜峰,贾素洁,吴翠芳.LBL-PBL-CBL多元化教学模式在临床药学带教中的探索与实践［J］.中国继续医学教育,2018,10(15):23-25.

［68］杜广清,刘铁军,王瑞梅,等.引导式教学法在药学专业规范化师资培训中的应用［J］.中国药房,2015,26(24):3445-3447.

［69］汪琳,杨沿浪,储洁琼,等.以培养临床思维为导向的临床药师规范化培训探索［J］.中国继续医学教育,2020,12(15):55-58.